有趣到睡不著

病理學

監修●醫學博士
志賀貢
Shiga Mitsugu

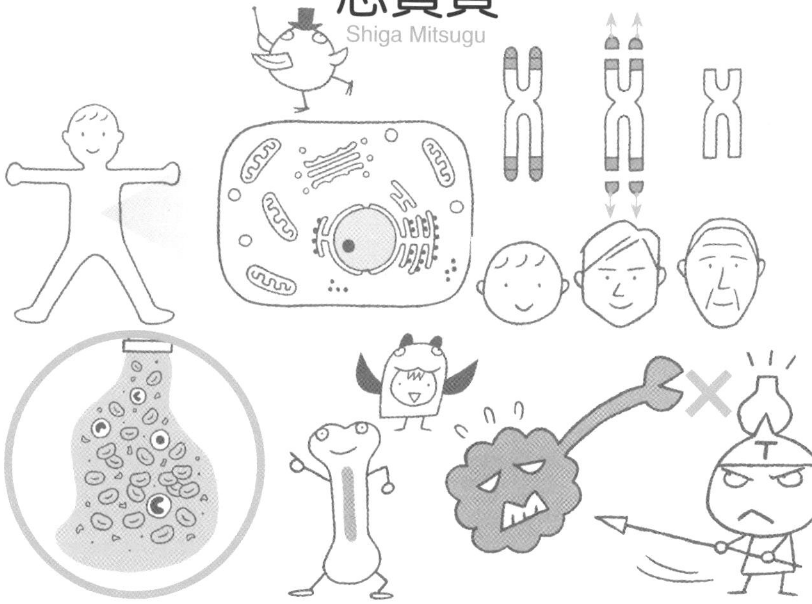

晨星出版

序

病理學的基礎是知道「健康」與「疾病」的差異

現在的日本已經進入到人生持續到100歲都很正常的超高齡社會了。作為「創造人才革命」的一環，日本政府設置了「人生100年時代構想會議」，在會議中，有志人士持續了無數次的討論。

在某個研究中，推算出2007年在日本出生的孩子，有一半可以活超過107歲，一直以來都是以人生80年的長度傳述至今的生命歷程，隨著令和年改朝換代也該為人生重新檢視定義了。

但是，人生愈長，人類遇到各種疾病的次數也會變多。人生拉長至100年的話，就更不會有那種從來沒有生病過的人了吧？就如同「生老病死」這句話一樣，每個人的一生中，自己或是家人都不可能不與疾病有過關聯。

但是，在近年的資訊社會中，周遭雖充斥著醫療相關資訊，許多情報卻是未經消化，也有不少人對專業用語一知半解，卻無法找到可以諮詢的對象。

無計可施的情況下，只好自己尋找答案，變成要依賴網路資訊等的情報，但這種尋找解答的方式，非常容易找到片段的、不完全的知識。為了要把這些分散的記憶連接起來，借助「病理學」來理解疾病的機制是個不錯的方式，從這邊可以知道在表面現象的背後，人類的身體到底發生了什麼事。

雖然聽到病理學，就會覺得這是一門很難的學問，用一句話解釋的話，這是一門追求醫學根本：「為什麼會生病」的學問，用一個比較大略的解釋方式，「健康」和「疾病」哪裡不一樣的方向來學習這門學問的話，應該會比較好理解。其中，特別是大部分的疾病都是因為細胞異常所引起的，所以最重要的是，要先學習組成我們身體細胞相關的知識。因此，本著作的開頭，才會以第1章「細胞」的話題作為文章的起點。

另外，本著作中，為了讓即使是國中生也能快樂地理解書的內容，解釋時有加入圖解幫助說明。邊閱讀邊看圖讀下去後，應該可以發現疾病的原因與人體奧祕之間的連結。

本著作的內容對於專家來說並不充分，或著也可以說某些部分的呈現方式犧牲了嚴謹程度也說不定。但是，撰寫本書的目的是為了那些希望可以更了解疾病的人，以「有趣、容易理解」為座右銘而寫的。另外，關於尚未定案的理論及狀況，在本書中並不會過於追究細節，僅停留在會記述在一般教科書內的表現程度。即使如此，在書中還是會出現生澀難懂、不習慣的名詞，關於這些重要的醫學用語部分，仍有花心思在書中首次閱讀到這些名詞時，詳細地進行說明。因此，只要知道這些用語，下次聽到這些名詞時，應該就不會覺得困難才是。

疾病是每個人都會碰到的事情。對我們來說，最榮幸的事情莫過於讀者可以習慣這些醫學用語，在看醫生時，也能夠正確地理解疾病。

監修者
志賀貢

＊本書的內容為敘述一般病理學之內容，個案中的病症及病理尚有個別差異。關於實際的診斷及治療的部分，請在自行承擔責任的前提之下進行。

圖解版 病理學 有趣到睡不著
目錄

第6章 身體各個內臟器官的主要疾病及原因

第1章

細胞、不可思議的真相

我們的身體是由非常非常多的細胞所組成。
疾病是因為細胞異常所引起的，
因此首先要先認識細胞的真面目。

1 構成人體的40兆個細胞

細胞也有壽命，也會自殺

細胞，是組成我們身體的生命最小單位，是一個由**脂質的膜所包起來的袋子。人體是由約40兆個細胞組合而成，每一個細胞都認真地呼吸活著。**一個細胞分裂成兩個以上的新細胞，就是「**細胞分裂**」，分裂次數的極限就稱為壽命。「細胞皆源於細胞（德國病理學家魯道夫·菲爾紹的名言）。」

細胞的形狀、大小及壽命都各有不同，細胞更新頻率從每天、數個月到數年更新一次，也有像心臟及腦神經細胞那樣，生涯中從不進行細胞分裂的細胞。

細胞中有「細胞核」，具有同樣作用的組織集合在一起，組成了擁有可以維持個體存在機能的器官，這些器官連結在一起形成了個體。

一個細胞是由「細胞核」「**細胞質基質**」及包住以上物質的「**細胞膜**」所組成。細胞的英文是「Cell（小房間）」。平均大小是直徑20μm（微米）左右，相當於0.02毫米。**細胞不只會因為生病或事故死亡，也會自行死亡。為了讓個體保持在更好的狀態，細胞會積極地進行自殺行為。**比如說像蝌蚪，成長時會長出手與腳，但是尾巴會消失，這就是尾巴的細胞自行死亡，目的是讓蝌蚪向青蛙成長的緣故。據說，每分鐘竟然有將近3億個、每天約有3000～4000億個細胞自殺。自殺死亡的細胞重量大約是200克，但是因為還有新誕生的細胞及死亡的細胞，因此體重上不會有太大的變化（關於細胞的死亡請參閱第32頁）。

細胞是生命的最小單位

細胞的構造

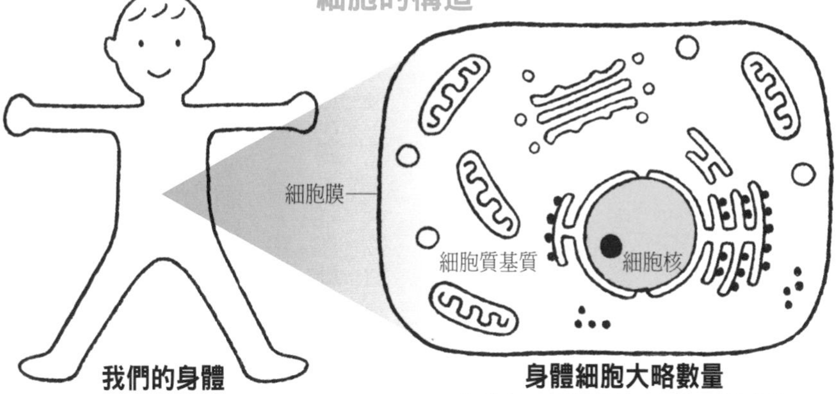

我們的身體
是由約40兆個細胞所組成。

身體細胞大略數量
的說法眾說紛紜，也有一說認為
成人體內約有60兆個細胞。

細胞會自殺？

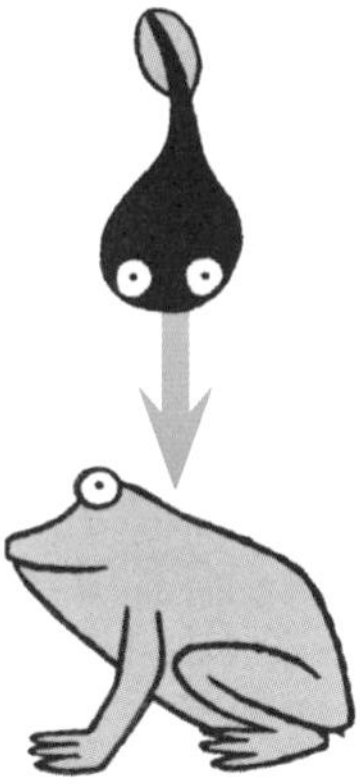

蝌蚪的尾巴為了成長
會死去（變成青蛙成長的養分）。

細胞分裂

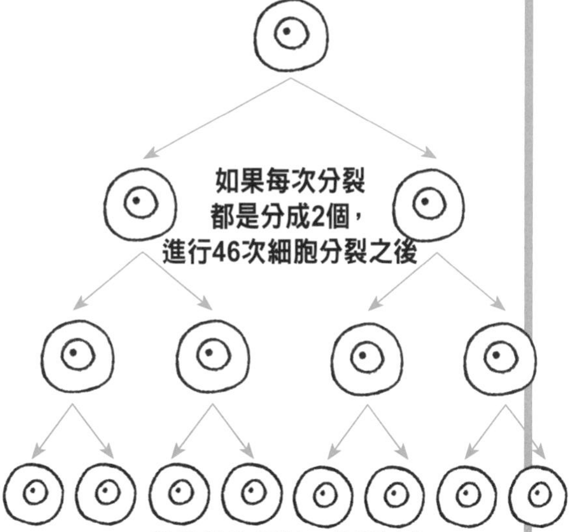

數量就會超過70兆個以上

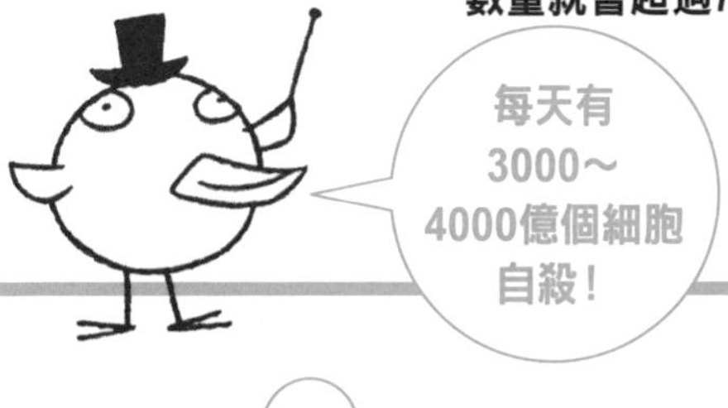

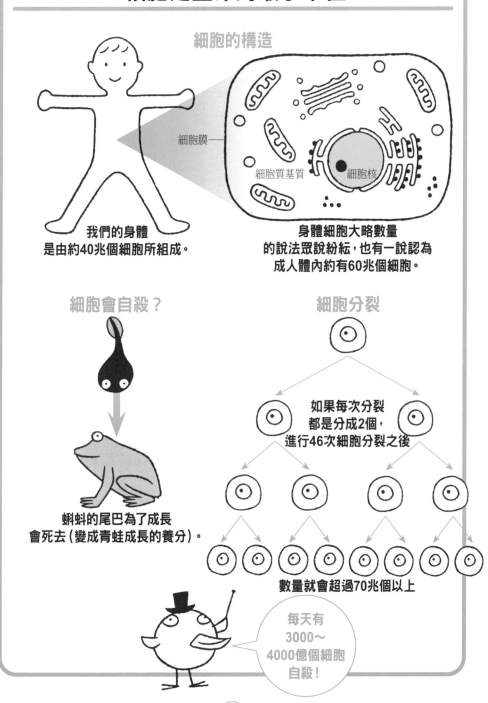

2 細胞有很多種面向

細胞集合在一起後，就會形成身體的組織

據說細胞的種類有250～300種，不過意外的是，身體全部40兆個細胞中，約6成以上都是「紅血球」。**血液細胞（血液）中有三種細胞，分別是紅血球、白血球及血小板**；紅血球負責運送氧氣，白血球負責殺菌及免疫，血小板則負責凝固血液（詳細說明請參閱第3章）。

紅血球細胞是種沒有細胞核的例外，看起來像是一個小袋子，裡面塞了可以搬運氧氣的血紅素。紅血球在成熟之前會經過一個稱為「**脫核**」的現象，把細胞核排出細胞外，所以並不是一開始就沒有細胞核。血小板也沒有細胞核，而是由骨髓中最大的細胞「巨核細胞」中產生出來的。

就像這樣，人體內有各種組織，**當具有同樣功用的細胞集合在一起後，就會形成「組織」**。

組織，是指細胞集合在一起、可以執行某項機能的最小單位，也許改說構造會比較符合原本的想像也說不定。是一種透過顯微鏡才終於能理解的構造。

「肌肉細胞」「神經細胞」及「脂肪細胞」等細胞集合在一起之後，就會變成「肌肉組織」「神經組織」及「脂肪組織」。也有名為「上皮組織」的組織，最典型的上皮組織就是皮膚的表皮及消化器官的黏膜。另外，**還有一種組織是負責把組織與組織黏在一起並保持黏著狀態，稱為「結締組織」**。

接著，**各種組織集合在一起後，就會形成內臟及器官**。不只是內臟，名字中沒有「臟」的感覺器官也是屬於內臟器官的一種。心臟、肝臟、肺臟、氣管、食道、腸道、膽囊、膀胱、大腦、脊髓及肌肉等，各種內臟器官都是由組織所組合而成的。

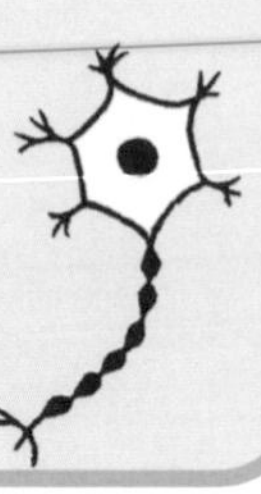

細胞的種類與組織

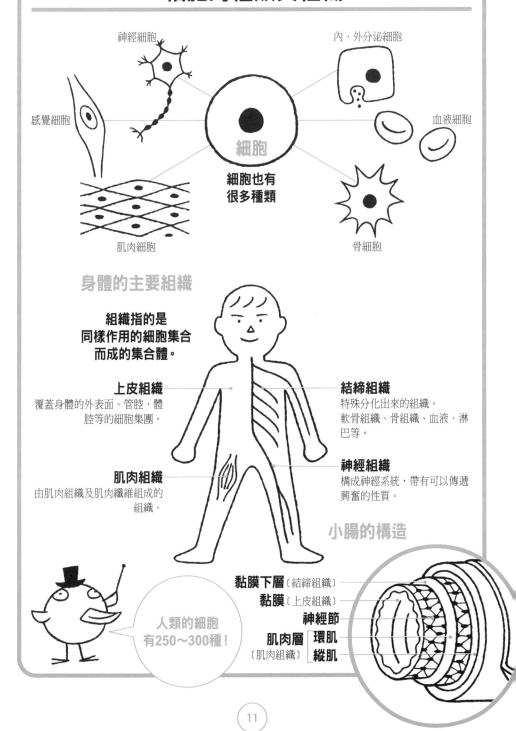

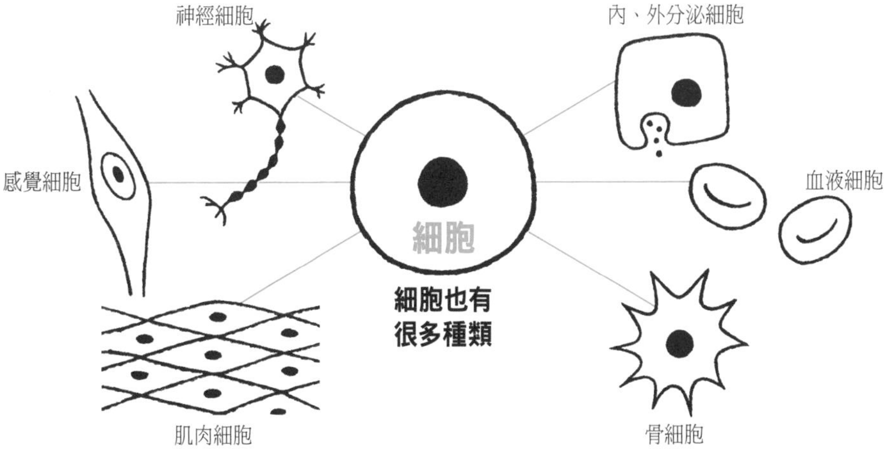

身體的主要組織

組織指的是
同樣作用的細胞集合
而成的集合體。

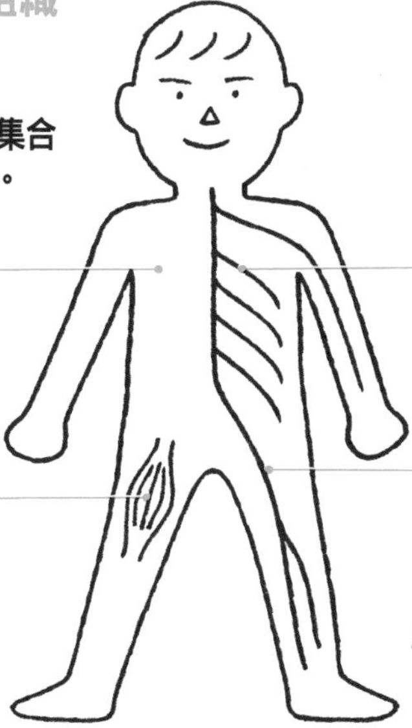

上皮組織
覆蓋身體的外表面、管腔、體腔等的細胞集團。

肌肉組織
由肌肉組織及肌肉纖維組成的組織。

結締組織
特殊分化出來的組織。
軟骨組織、骨組織、血液、淋巴等。

神經組織
構成神經系統，帶有可以傳遞興奮的性質。

小腸的構造

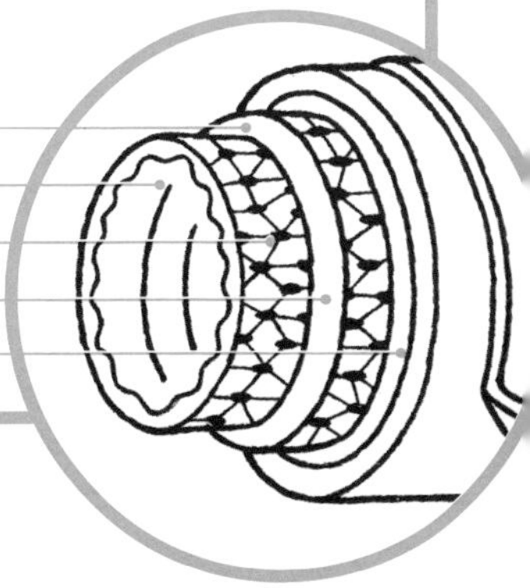

3 支撐細胞的小器官們

粒線體會產生能量

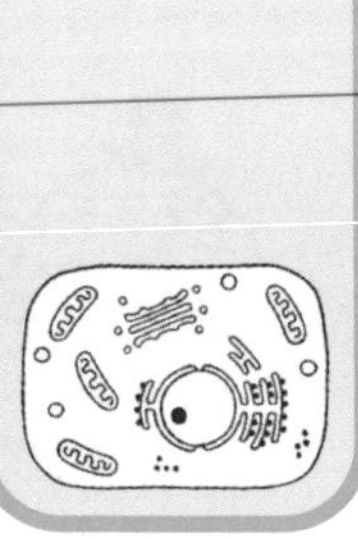

更仔細看細胞時，可以看到細胞是由一種稱為原形質的半流動性水分，裡面溶有其他如粒子般大小物質後所形成的「**膠體溶液**」所組成。**裡面有細胞核、高基氏體及粒線體等，各種不同型態及機能的「胞器」，透過這些小器官們發揮作用來維持著細胞的生命。**

細胞核的外面有兩層核膜，藉此與細胞核外面的「**細胞質**」隔開，核膜上有很多稱為核孔的孔洞，細胞核及細胞質則是透過核孔進行物質的交換。細胞分成各種擁有固定作用的胞器及占70%體積、半透明液體的「**細胞質基質**」。

細胞質中可以看到很多扁平狀的袋狀胞器，那些胞器稱為「**內質網**」，其中又分成兩種種類，分別是表面有稱為「**核糖體**」的蛋白質顆粒的「**粗糙內質網**」，及表面光滑的「**光滑內質網**」。「**高基氏體**」則會在細胞外面分泌出來的蛋白質上面加上糖，或是合成可以消化細胞內不必要物質的「**溶體**」（關於這些胞器的詳細說明，請參閱第14頁）。

「粒線體」會從糖、脂肪及氧氣中產生出「ATP（三磷酸腺苷）」，這也是細胞活動時所需的能量。各個細胞內會有數百個粒線體，如果是細胞內會使用大量能量的細胞，如肌肉細胞及肝細胞，細胞內的粒線體數量據說會達到數千個。

「**細胞膜**」是一種包覆整個細胞、厚度約10nm（奈米／一百萬分之一mm）、非常薄的膜。通常是雙層，藉此維持細胞內的環境，有阻止不必要物質進入細胞內部的功能。

支撐細胞的胞器們

細胞的胞器
總稱為「胞器」，
他們會互相合作
支撐著細胞的活動。

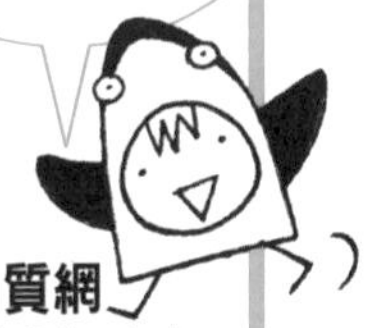

細胞膜
會讓氧氣、二氧化碳通過，水溶性物質不容易通過，藉此維持細胞內的環境。

高基氏體
運送蛋白質，分泌到細胞外。

溶體
是一種水解酶，分解蛋白質及脂肪

光滑內質網
合成脂質成分、合成荷爾蒙。

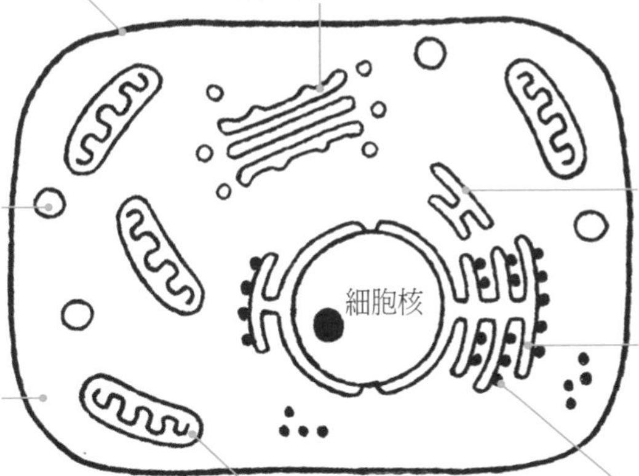

粗糙內質網
合成蛋白質。

細胞質基質
指的是細胞質中扣掉胞器以外的部分。
其中含有蛋白質、胺基酸及葡萄糖等物質。

核糖體
RNA轉譯成蛋白質的地方。

粒線體
使用氧氣製造能量。

粒線體會產生能量「ATP」

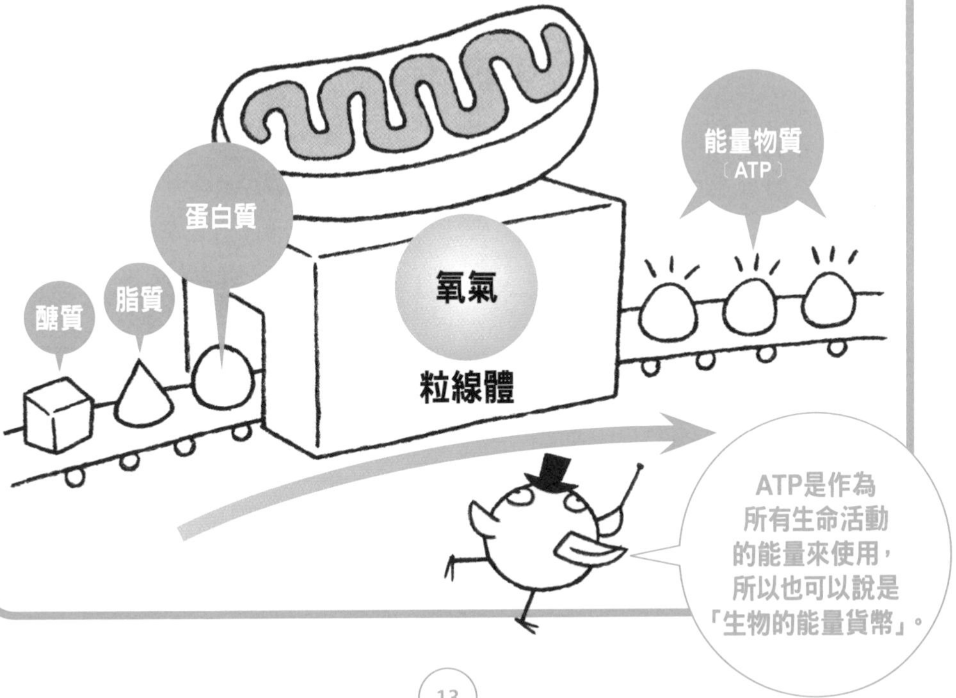

4 獨特的胞器的作用

內質網、高基氏體、核糖體、溶體

我們的身體是由很多細胞所組成的「多細胞生物」。**從特徵來看，細胞可以分成有細胞核的「真核細胞」及沒有細胞核的「原核細胞」**。原核細胞所組成的原核生物不只是沒有細胞核，和由真核細胞所組成的真核生物相比，原核生物更小，是一種沒什麼胞器的「單細胞生物」。

不過，真核生物中也有像酵母那樣的單細胞生物。因為進化的順序是原核細胞先出現，接著是單細胞性的真核生物，最後才是多細胞性的真核生物。因為前一項沒有說明，因此在這邊再詳細說明一次真核細胞中的胞器。

❶「**內質網**」的構造是扁平袋狀的膜折疊而成，膜上附著有核糖體的是「粗糙內質網」，是合成出來的蛋白質等物質的輸送道路。沒有核糖體的是「光滑內質網」，會合成荷爾蒙等物質。

❷「**高基氏體**」的名稱是用發現者所命名的。是由5、6張重疊在一起的扁平囊及周圍的小胞所組成。會濃縮內質網過來的蛋白質，並分泌到細胞外面。

❸「**核糖體**」則是存在於各種生物細胞的胞器。會讀取遺傳情報並轉換成蛋白質，也就是進行「轉譯（請參閱第18頁）」的地方。

❹「**溶體**」也被稱為溶小體，是進行細胞內消化的地方。擁有水解酶，攝取進細胞內的生物聚合物會在這邊被水解。分解之後的物質中，有用的部分會被細胞質吸收，不用的部分大多都會排出到細胞外廢棄。

真核細胞的胞器們

原核細胞

就像細菌那樣，細胞內沒有細胞核的細胞。

真核細胞

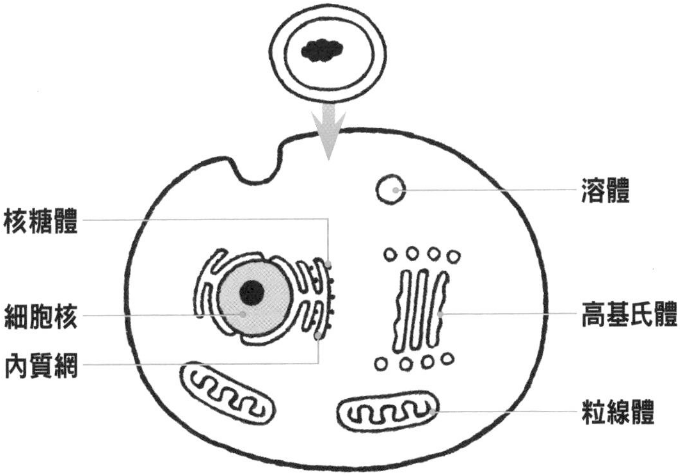

擁有核膜包覆著的細胞核的細胞。細菌與藍綠藻以外的生物細胞。

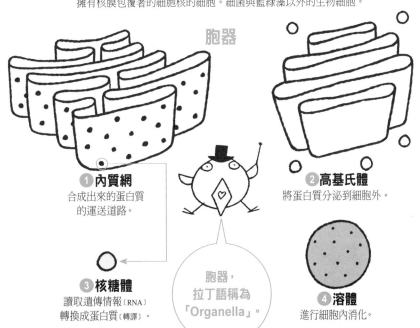

胞器

❶內質網

合成出來的蛋白質
的運送道路。

❷高基氏體

將蛋白質分泌到細胞外。

❸核糖體

讀取遺傳情報〔RNA〕
轉換成蛋白質〔轉譯〕。

胞器，
拉丁語稱為
「Organella」。

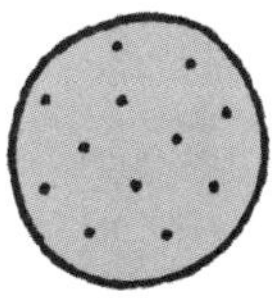

❹溶體

進行細胞內消化。

5 稱為生命設計圖的DNA

4種不同的物質會改變基因資訊

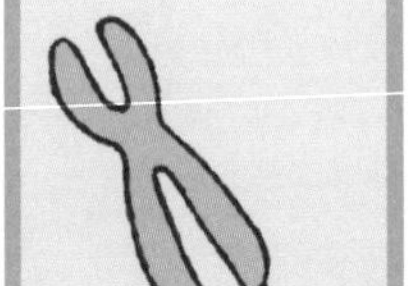

細胞的細胞核中有染色體，染色體中有會影響到人的外觀、大腦的運作及壽命的基因，而各種基因資訊則由父母親傳遞給孩子。

基因資訊儲存在位於染色體中的「DNA」上。**DNA就是由A（腺嘌呤）、C（胞嘧啶）、G（鳥嘌呤）及T（胸腺嘧啶）這4種鹼基大量連結在一起後所形成**，且4種鹼基形成各式各樣的排列組合，每個人就會有屬於自己不同於他人的基因情報，也可以說是「**生命的設計圖**」。

DNA是「Deoxyribonucleic acid」的縮寫，意思是「含有名為去氧核醣的糖的酸性物質」，因此稱為「去氧核醣核酸」。

DNA是由兩條鎖鏈（雙螺旋構造）所構成的，而這兩條鎖鏈有重要的規則，那就是A會和T；C會和G搭成一對組成。人的身體是從一個受精卵開始，重複細胞分裂變成超過40兆個細胞之後才完成的。包覆在受精卵內的DNA，在細胞分裂的同時也會進行複製，傳達統一的基因資訊。

雙螺旋構造在此時就是一個很重要的角色。DNA中的各個鎖鏈都有其方向，兩條鎖鏈朝著相反的方向，又彼此相向，因此成為雙螺旋構造。**因為有了這個構造，分裂時一半會變成保存用，另一半則會為了複製而轉為轉錄使用，可以正確地保存基因資訊，在修復非常偶然出現的基因情報損傷上也非常有用。**

雖說人類有30億組鹼基對，但傳達基因資訊的鹼基對卻只有其中的2%左右。

DNA的雙重螺旋構造

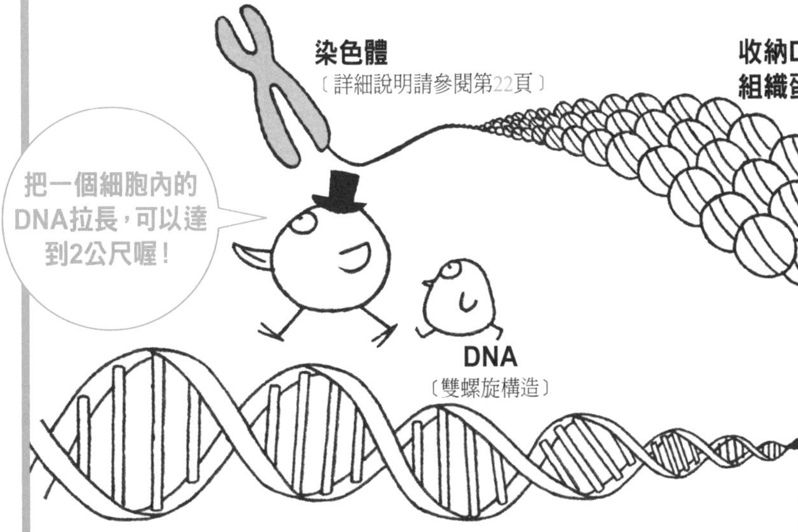

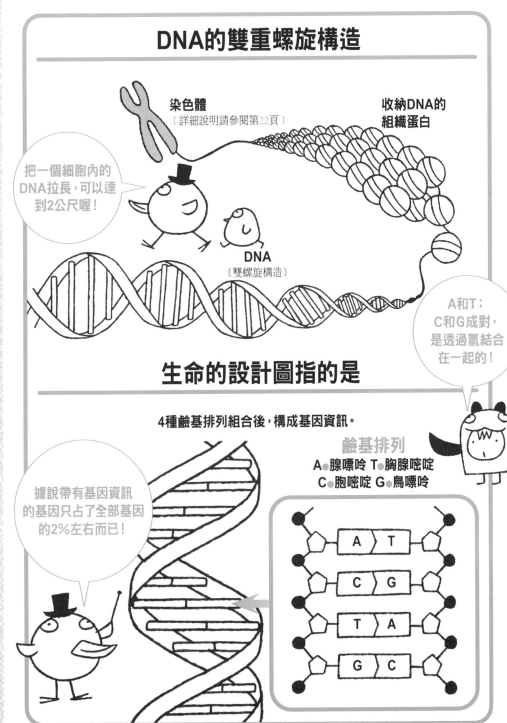

生命的設計圖指的是

4種鹼基排列組合後，構成基因資訊。

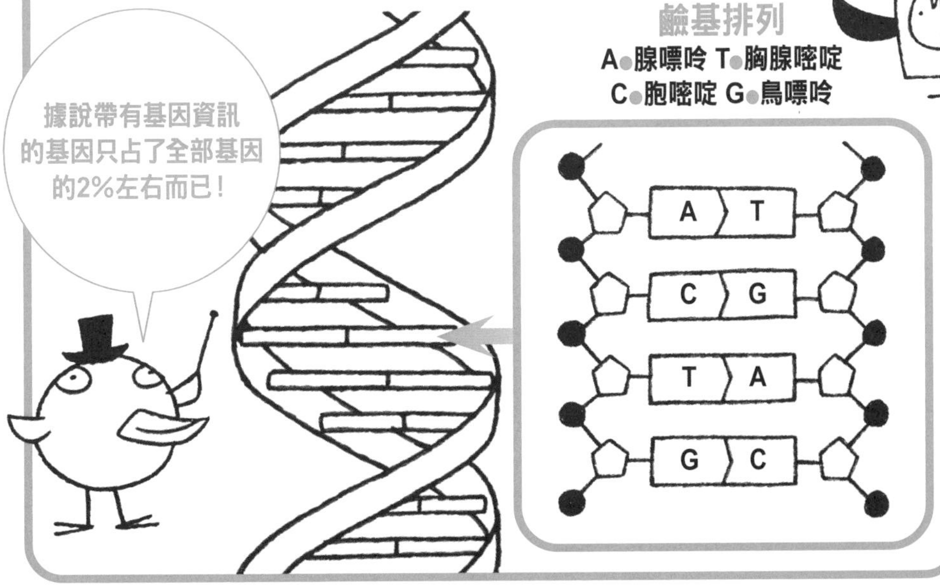

6 什麼是中心教義？

DNA會以轉錄、轉譯的順序解讀資訊

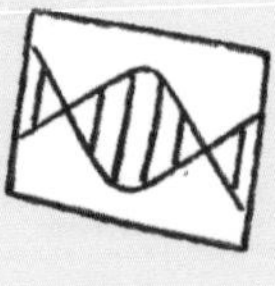

雖然DNA（去氧核醣核酸）中含有基因資訊，但不代表DNA本身就帶有某種機能。基因資訊需要透過蛋白質才能發會效用。1958年，發現DNA雙螺旋構造的科學家佛朗西斯·克里克提倡了一個名為「**中心教義**」的分子生物學基本原則，指的是**生物的遺傳資訊是透過「DNA↓（轉錄）↓mRNA↓（轉譯）↓蛋白質」的順序傳達出來的。**因為這個概念可應用的範圍涵蓋了細菌至人類，是原核生物及真核生物兩者間共同的中心（Central）所定義的教義（Dogma），因而稱作「中心教義（Central Dogma）」，意思是分子生物學的中心教義。**DNA記錄著生物的基因資訊，RNA（核糖核酸）則是在製造新身體時，擔任運送基因資訊及下指示任務的角色。**DNA上的基因資訊會轉錄成「mRNA（messenger RNA）」，mRNA也稱為信使DNA。

DNA上的資訊轉變成mRNA的動作稱為「**轉錄**」，轉錄會在細胞核中進行，擁有資訊的mRNA從細胞核移動到細胞質後，會移動到核糖體中進行「**轉譯**」。**轉譯指的是解讀mRNA的資訊後，在核糖體內合成蛋白質。**蛋白質的材料是胺基酸，所以必須要把胺基酸搬運到核糖體，負責搬運胺基酸的是「**tRNA（transfer RNA）**」，又稱運送RNA。從DNA轉錄過來的mRNA經過「**剪接（把基因資訊中不需要的部分去除）**」後，就會變成成熟的mRNA。

什麼是剪接（Splicing）？

上面有記述DNA基因資訊的部分稱為「外顯子」，沒有記述資訊的稱為「內含子」。將從DNA轉錄出來的基因資訊中，去除掉不需要的內含子，變成成熟的mRNA。這一個分子等級的作業過程就稱為剪接。

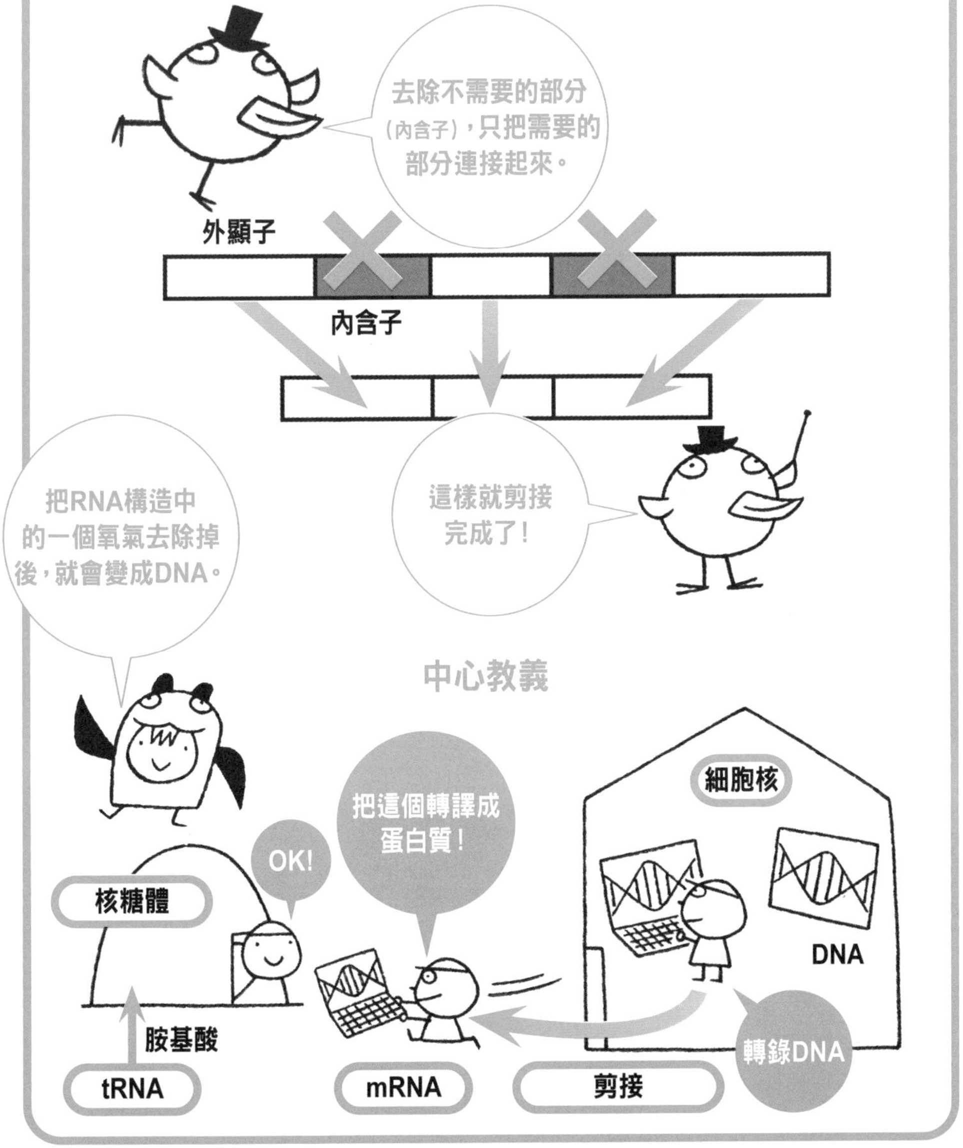
去除不需要的部分（內含子），只把需要的部分連接起來。
外顯子
內含子
這樣就剪接完成了！
把RNA構造中的一個氧氣去除掉後，就會變成DNA。
中心教義
細胞核
把這個轉譯成蛋白質！
OK!
核糖體
DNA
胺基酸
轉錄DNA
tRNA
mRNA
剪接

7 基因和DNA哪裡不一樣？

記錄媒體的名稱及書寫在上面的情報

DNA和基因，兩個意義完全不一樣。就如同到目前為止所敘述的一樣，DNA只是一個物質的名稱，基因也只是一個概念上的東西。

在字典裡面尋找基因的解釋時，大多會獲得「可以在上面找到遺傳性質」這種獨特的敘述方式；然而，這和「蛋白質是根據基因資訊所產生」幾乎是一樣的意思。

簡單地說，**基因是記載著鹼基排列組合的基因資訊，也就是「哪一個胺基酸用什麼順序排列著」**。蛋白質是一種名為胺基酸的分子以鏈狀方式鏈接在一起的物質，在真核生物中，根據全21種（人類是20種）胺基酸排列順序來決定蛋白質的性質。

DNA是一種物質的名稱，也是記錄媒介的名稱，書寫在媒介上的資訊就是基因。所謂的基因，就如同到目前為止所敘述的，是一種刻劃在名為DNA（去氧核醣核酸）物質上面的生命設計資訊。

舉幾個經常被提到的範例。DNA是持有基因資訊的物質本體，換言之就是書籍的紙張。紙上有用墨水列印、排列好的文字，變成文章之後就可以傳達一個情報。

文字有4種鹼基（C・G、A・T），根據排列順序記錄著各種資訊（基因資訊）。

順帶一提，下一個項目要解說的「染色體」，它就好比是一本書，而「基因組」就是上面排有46本書的書架（請參閱第22頁）。

DNA和基因的差異是？

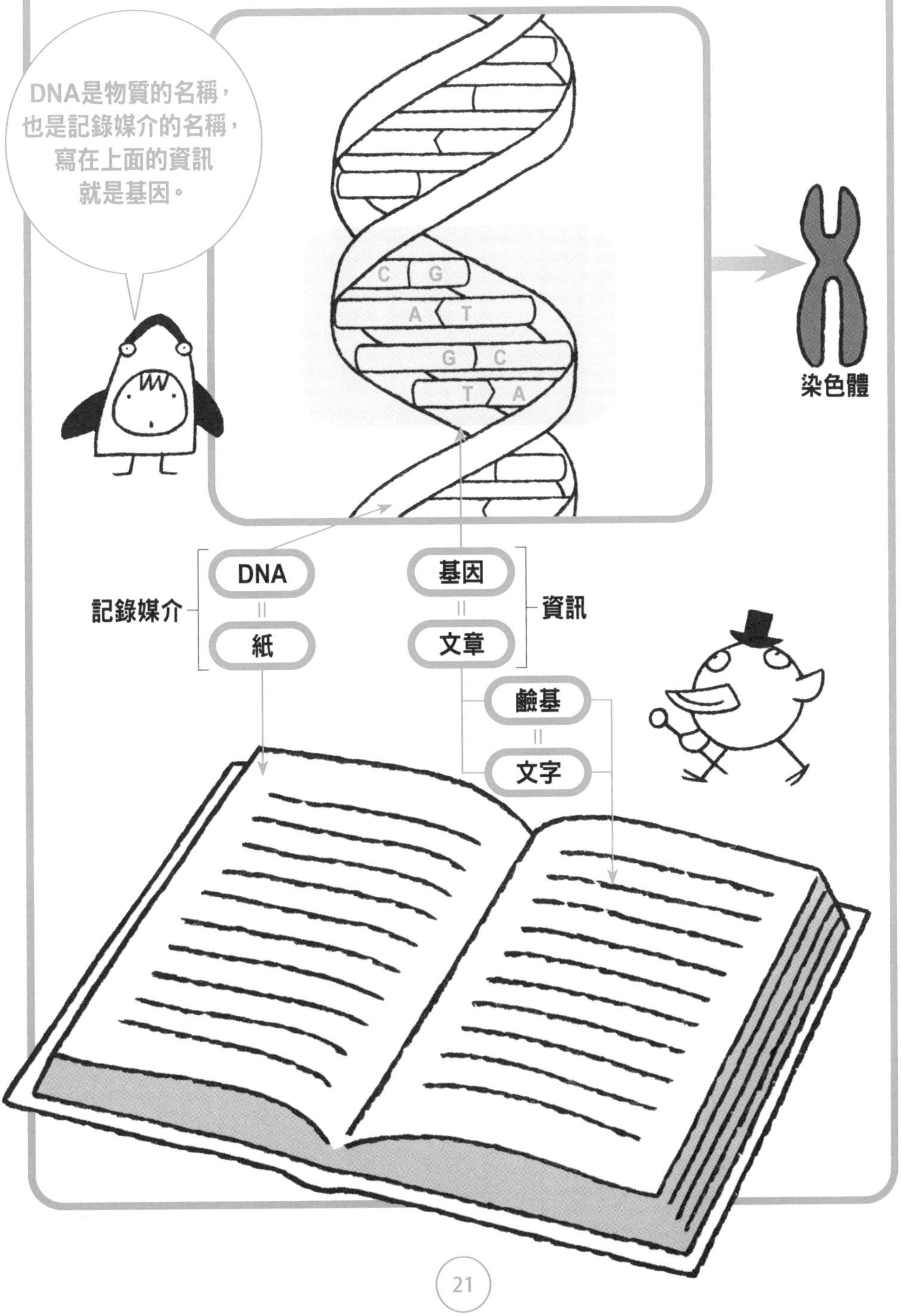
DNA是物質的名稱，
也是記錄媒介的名稱，
寫在上面的資訊
就是基因。
C G
A T
G C
T A
染色體
DNA
基因
記錄媒介
資訊
紙
文章
鹼基
文字

8 體細胞中有46條染色體

染色體與基因組的關係

染色體是「負責基因表徵及傳達的生物分子」。因為容易被鹼基性色素（蘇木精）染色，因此命名為染色體。DNA是纏繞在名為組織蛋白的蛋白質上，摺疊成線狀濃縮之後就會以染色體的姿態收納在各個細胞中（請參閱第17頁）。也就是說，染色體可以說是由DNA及蛋白質所構成的物質。在這個構造之下DNA就不容易被破壞。

體細胞（生殖細胞以外）有23對（46條）染色體，依照大小順序編號，以1～22號為止的號碼來區分。其中到22號為止都稱為「**體染色體**」，第23號的染色體稱為「**性染色體**」，男性擁有的染色體為XY、女性則為XX。男女雙方所各自擁有的46條染色體中，其中一半，也就是23條是來自於母親，另外的23條是來自於父親，不過男女的性別差異則是由性染色體的組合排列所決定。接著，「基因組（Genome）」這個詞彙是由基因的「Gene」及染色體的「Chromosome」所組成，定義是「**一組染色體，收藏有該生物為了生存所不可或缺的基因資訊**」。

人的基因組稱為「**人類基因組**」，2003年，構成人類基因組的30億個鹼基對（23條染色體）排列中的基本資訊獲得解密，揭示了人類基因組的作用。但是，由於人體基因是分別從母親和父親各遺傳一組的關係，實際上會變成60億個鹼基對；不過父親的第一條染色體與母親的第一條染色體中的資訊，略有不同卻無顯著的差異。因此，提到「人類基因組」時，都是指一組基因組中的資訊，也就是30億個鹼基對。

基因組是？
〔Genome〕

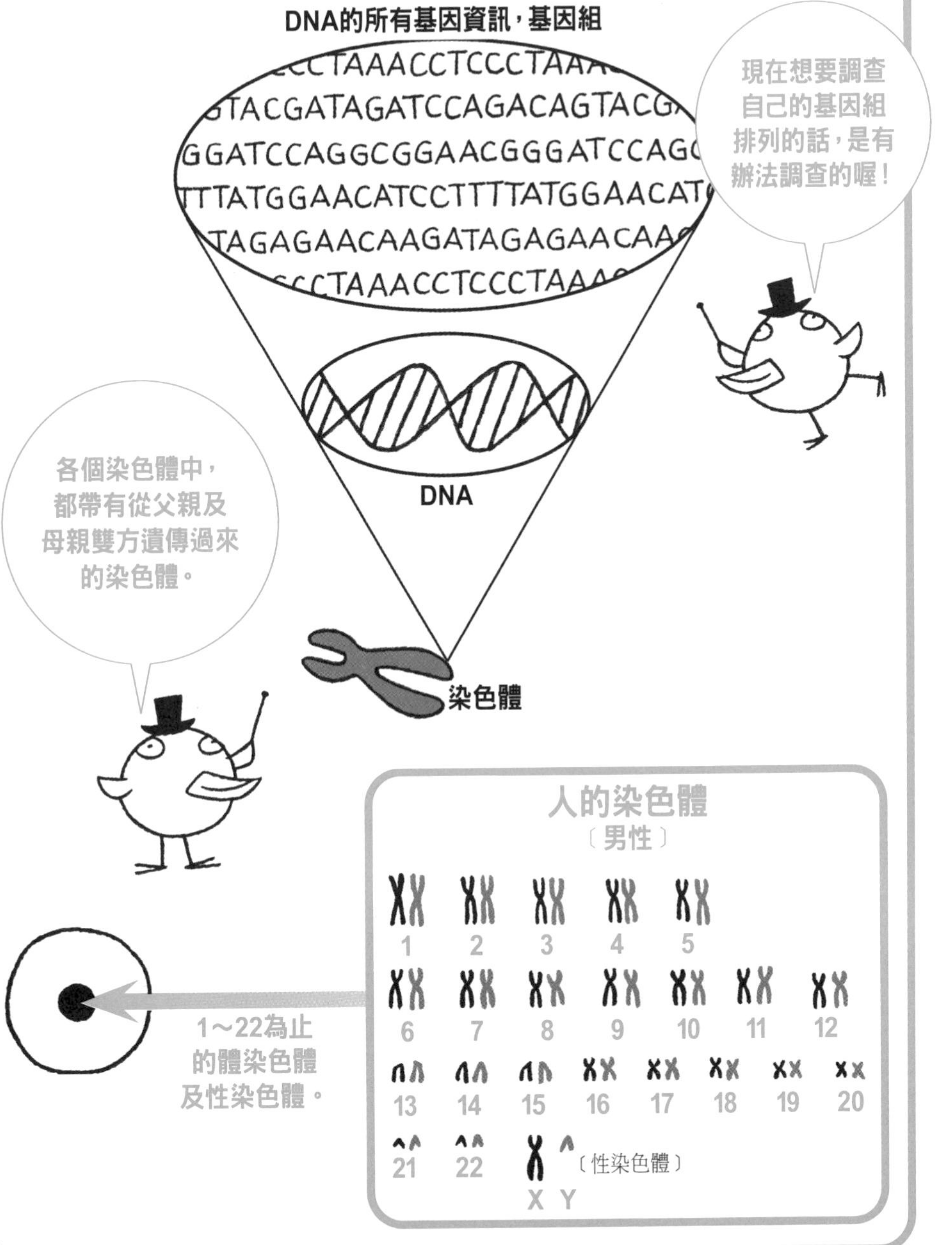
DNA的所有基因資訊，基因組
CCTAAACCTCCCTAAA
GTACGATAGATCCAGACAGTACG
GGATCCAGGCGGAACGGGATCCAG
TTTATGGAACATCCTTTTATGGAACAT
TAGAGAACAAGATAGAGAACAA
CCTAAACCTCCCTAA
現在想要調查自己的基因組排列的話，是有辦法調查的喔！
DNA
各個染色體中，都帶有從父親及母親雙方遺傳過來的染色體。
染色體
人的染色體
〔男性〕
1 2 3 4 5
6 7 8 9 10 11 12
13 14 15 16 17 18 19 20
21 22
〔性染色體〕
X Y
1～22為止的體染色體及性染色體。

9 母系遺傳的粒線體DNA

母系的祖先是粒線體・夏娃？

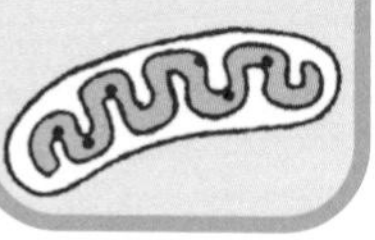

粒線體擁有一個特殊的機能，就是它是唯一存在於細胞核以外的DNA。

這個DNA稱為「**粒線體DNA（mtDNA）**」，和細胞核DNA相比，粒線體DNA數量相當多，可以從數百個到數千個，而且也不是螺旋狀，而是環狀。

前面有提到過，粒線體的作用是製造名為ATP的物質，這個物質同時也是人類為了生存所必要的能量（請參閱第12頁）。

一般來說，基因都是遺傳自父母親雙方的性質，相較之下，**粒線體DNA只會遺傳自母親的性質（X染色體）**，這種遺傳稱為「**母系遺傳**」。因此有人發表了一個相當具有衝擊性的學說，該學說指出追溯當今人類的母系祖先時，源頭可溯及約20萬年前位於非洲的一位共同的母系祖先「**粒線體・夏娃**」。但是，那個時代還有很多其他女性的存在，只是剛好現代人都遺傳到了夏娃的基因，並不能代表人類是從那一位女性開始的。

另一方面，因為沒有辦法從粒線體DNA追溯父系，在找尋人類起源的系統上，以學術方面來說是不完全的。因此，也有研究者針對父系系統的Y染色體進行追本溯源的研究，最後找到了存在於約8萬年前一位名為「**Y染色體・亞當**」的共同男性。

這個Y染色體是人類基因組中最奇妙的染色體，到目前為止，Y染色體除了決定性別為男性之外，在基因上來說，都被認為是一個廢物般的存在；但實際上在製造精子時，Y染色體扮演了重要的角色，Y染色體的真正樣貌也開始慢慢地被揭露出來了。

粒線體裡面的mtDNA

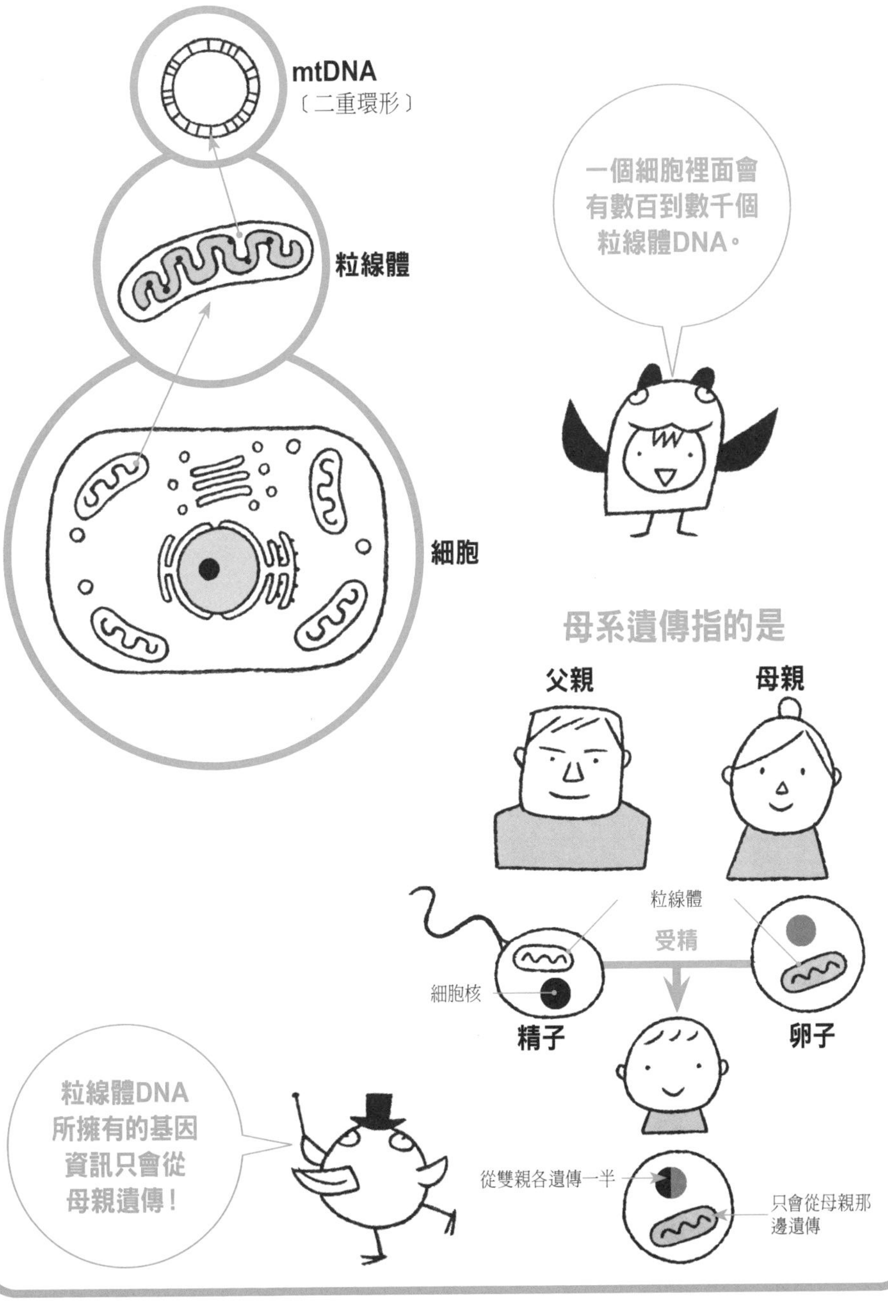

10 與基因有關聯的疾病

因染色體或是基因變異所引起

從雙親那邊遺傳過來的基因產生突變，因而發病的疾病就稱為「**遺傳性疾病**」，出生時就帶有的疾病稱為「**先天性疾病**」；但也有非遺傳的先天性疾病，或是不以先天性疾病的方式發病的遺傳性疾病。

「性聯遺傳疾病（性聯隱性遺傳）」是一種位於X性染色體的基因異常所引起的疾病，這一個基因稱為性聯基因。另外，也稱為X染色體隱性遺傳病，和女性（XX）相比，異常者絕大部分都是男性（XY）。當母親是患者時，所生下的男嬰全都會是患者（請參閱左頁的插圖），因為女性擁有兩條X染色體，只要其中一條X染色體擁有正常的基因，外觀就會是正常（帶因者）。

性聯遺傳疾病中有「**紅綠色盲**」，是一種因為視網膜上的視錐細胞功能障礙，導致患者出現紅色及綠色的色覺異常疾病，常見於日本人中。

另外，「**血友病**」則是血液中缺乏凝固血液的凝血因子或是不足的疾病。凝血因子是一種因受傷等狀況導致血管壁破裂出血時，擔任止血任務的物質。

「唐氏症症候群」是因為染色體數量的增減、構造異常而產生的「染色體異常」所引發的，命名源自於發現者約翰·朗頓·唐，是一種會影響到患者心智成長、發育狀況、會有特異外貌及心臟疾病的症候群。

「多因子遺傳疾病」則是當多數的環境因素及遺傳因素超過某個程度時，才會出現異常的疾病。其中有以下這幾種疾病。

「**糖尿病**」是一種因胰島素不足所產生的代謝障礙，除了是一種多因性疾病，也是一種生活習慣病。

另外，「**痛風**」則是當核酸被代謝後會轉變成尿酸進到尿液排泄到體外的過程中，因為尿酸生產過多或是腎功能障礙，導致尿液中的尿酸排泄不完全，使得腳的大拇指根部疼痛及腎功能衰退。原因有吃過多的肉類及因惡性腫瘤所導致的細胞崩壞等。

其他還有「**尿道結石**」，指的是腎臟到尿道之間，尿液成分中的鈣質等物質形成的結晶，普遍認為與遺傳有關聯。

與基因有關聯的疾病

性聯遺傳疾病

紅綠色盲
血友病

染色體異常疾病

唐氏症
透納氏症
雙性人

多因子遺傳疾病

生活習慣病〔高血壓〕
糖尿病
痛風
結石〔尿道結石等〕
思覺失調症
先天性畸形〔唇顎裂、斜視等〕
惡性腫瘤

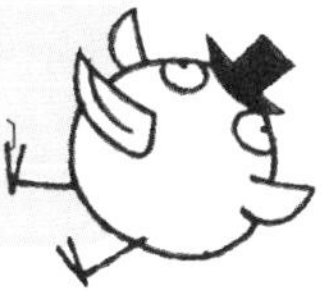

血友病的原因及遺傳範例

正常的情況
凝固血液的蛋白質「纖維蛋白」

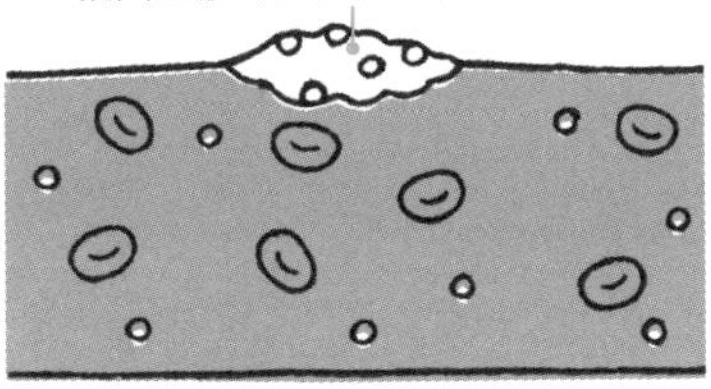

血友病的情況
因為血液凝固因子不夠或缺乏，
無法製造纖維蛋白，血流不止。

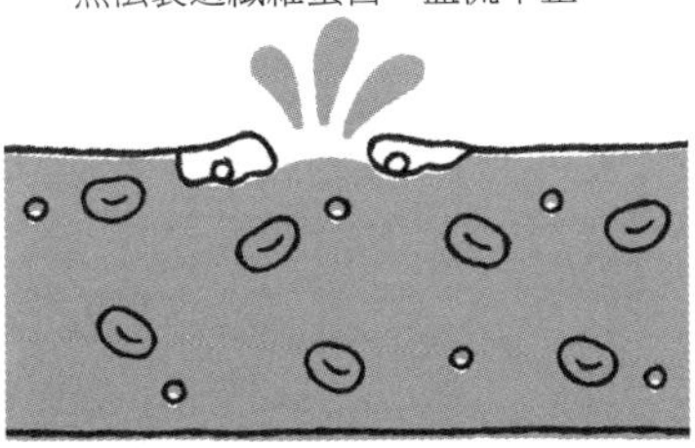

血友病的遺傳模式

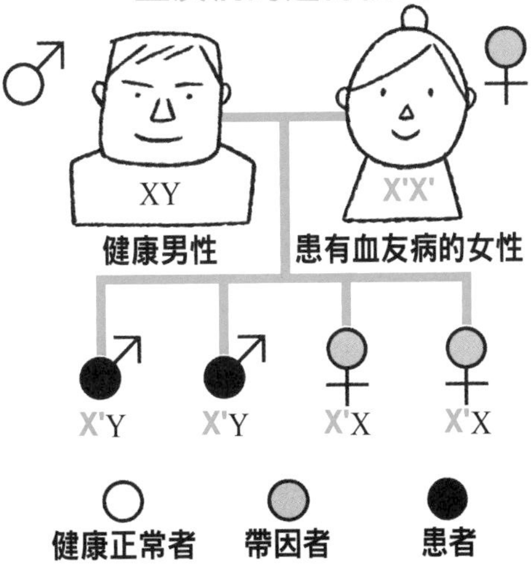

當母親是帶因者時，所產下的男嬰有可能是健康正常者或是患者。

Column

病理學是一門什麼樣的學問？

病理學是一種探究疾病原因及機制的學問。為什麼會有那種疾病產生，找尋發病的原因，並研究罹患該種疾病時，人體會產生什麼樣的變化，最終的目的是有效地預防疾病及對治療上有所貢獻。因此，對於病理醫師來說，從頭頂到腳尖，所有的內臟器官及組織都是守備範圍。

病理學的學問體系是以形態學為基礎。形態學是一種仔細觀察外型的差異，從外形研究整體的學問。也就是說，重要的是以肉眼所見，仔細辨識是正常或異常。因為19世紀時發明了顯微鏡，這門學問有了飛躍性的進展。不過，肉眼所見與顯微鏡中所呈現的微米影像仍屬同等重要。

小說《白色巨塔》（作者山崎豐子）中登場的病理學者大河內教授曾說：「醫學從病理出發，最後歸根於病理。」

這句台詞應該是想表達病理學是基礎醫學，同時也是連接到臨床醫學的學問吧！

因為病理診斷也是最後的診斷，病理醫師對臨床醫師來說，也可以說是「Drs doctor」。

第2章

變身、戰鬥細胞們的驚人能力

當細胞出現各種損傷時，會變身、適應之後戰鬥，
來保護我們的身體。
接下來要檢證這些驚人的能力。

11 細胞為了生存，會改變樣貌

肥大、增生、萎縮及化生的運行過程

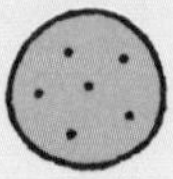

當身體遇到刺激或是損傷時，細胞會變大、增加或變小，有時候還會改變樣貌，盡可能地努力活下去。

細胞的適應現象有各種不同樣貌。

肌肉的細胞沒有辦法分裂；但是，訓練之後的骨骼肌及肌肉都會變大。這並不是因為細胞的數量增加，而是細胞的尺寸變大使得肌肉變大。**像這種細胞變大的現象就稱為「肥大」。**

另一方面，懷孕時胸部會變大，是因為乳腺細胞受到荷爾蒙的影響而開始分裂，細胞數量增加的結果就是胸部變大，並非每個細胞變大。**細胞過度分裂的現象稱為「增生」。**

這兩個範例都不是疾病，因此稱為「生理性肥大」及「生理性增生」；而因疾病所引發的狀態會稱為「病理性」。

比如說，高血壓患者的心臟會因為壓力而導致心肌細胞肥大。因為心臟處於生病的狀態，因此心肌細胞會藉由肥大化來進行機能的代償，這就稱為「**病理性肥大**（心肌肥大）」。

相反地，「萎縮」則是指細胞變小。以結果來看，如果是內臟器官變小，那就是「內臟器官萎縮」。

長期靜養或是運動不足會讓肌肉變瘦，這種類型的萎縮稱為「**廢用性萎縮**（肌肉萎縮、骨萎縮）」，伴隨老化的萎縮是一種「**生理性萎縮**」，也稱為「老年萎縮」。

其他還有「營養障礙萎縮」「壓迫萎縮」及「神經性萎縮」。說到細胞是如何萎縮的，細胞是一邊消化細胞內胞器一邊變小的。也就是說，**細胞不只是單純的變小，而是一邊吃一部分的自己轉化成能量，使得細胞得以度過貧乏狀態，稱為「自噬（自體吞噬）」。2016年，大隅良典博士發表了論文《發現自噬作用機制》，讓他獲得了諾貝爾生理醫學獎。**

還有一個**「化生」，指的是細胞產生了後天性的質變。**具有代表性的例子是，氣管內腔有一層名為圓柱上皮的細胞會因為抽菸轉變成重疊數層的複皮扁平上皮細胞。

雖然細胞會根據狀況透過各種方法變身，但最令人驚訝的是，當原因及刺激消失時，細胞會變回原本的樣子。

自噬是？

自噬的英文「Autophagy」是取自希臘文的Auto〔自己〕及Phagy〔吞噬〕⇒合併成為自當細胞處於飢餓狀態時，會分解不需要的蛋白質，進行再利用。

自噬的機制

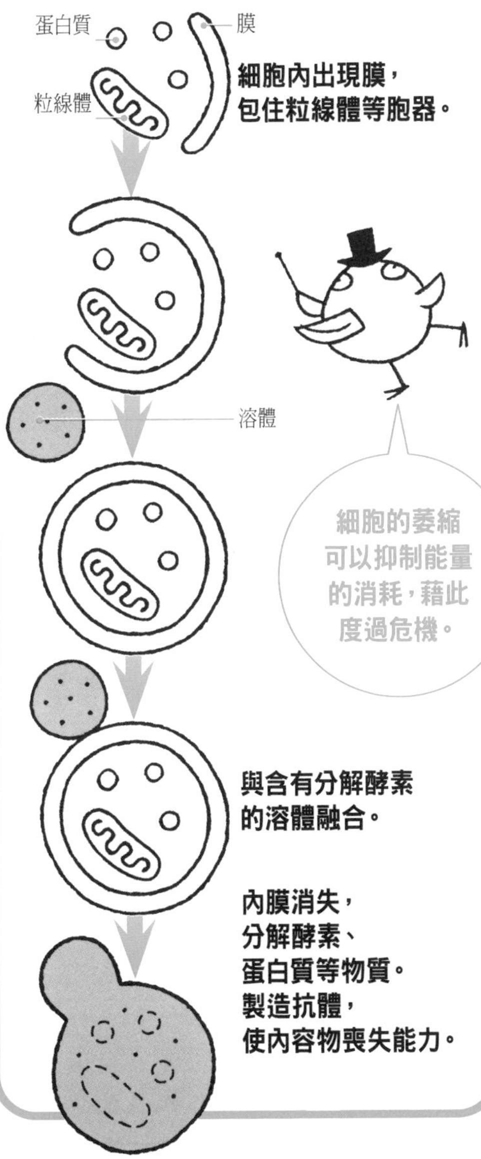

蛋白質
膜
粒線體
細胞內出現膜，包住粒線體等胞器。
溶體
細胞的萎縮可以抑制能量的消耗，藉此度過危機。
與含有分解酵素的溶體融合。
內膜消失，分解酵素、蛋白質等物質。製造抗體，使內容物喪失能力。

12 細胞有兩種死法

細胞凋亡及細胞壞死

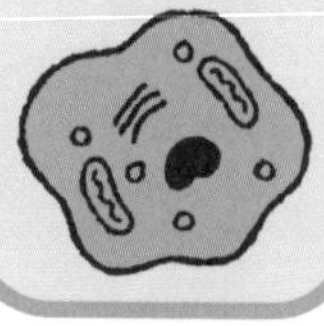

細胞也有壽命，細胞死亡的方式有兩種，「細胞凋亡」及「細胞壞死」。

「細胞凋亡」，詞彙原意帶有枯黃的葉子掉落的意思，代表著經過管理、調節後，細胞的死亡（自殺、自然死亡）。

悄悄地死亡，之後再被巨噬細胞（請參閱第34頁）吞噬。以人來比喻的話，就是好好地執行現在流行的終活（註：指的是提早替自己準備死後的事務），將細胞體內的物質加工成可以使用的狀態，釋放到細胞外面之後迎接死亡。例如，這個過程會發生在人類的手及腳中。除了之後會形成手指的部分，其他地方的細胞都會死亡，最終才會變成手的形狀。如果沒有細胞凋亡，就會出現畸形（併指畸形）。因為這是設定好的手的產生過程設定，所以也稱為「**經程序設定的細胞死亡**」。

「細胞壞死」與壞死同義，指的是細胞經過了某些刺激導致損傷，最終導致細胞死亡。比如說，當某個內臟器官的供血量不足（缺血）時，會變成缺氧狀態，這個時候內臟器官的細胞就會死亡。缺氧時，某個內臟器官的細胞會陷入連用肉眼都可以清楚辨識的大量「壞死」。以內臟器官的程度來說，這個現象稱為「**梗塞**」。

因為壞死的細胞連進行終活的時間都沒有就會死亡，因此細胞內部的東西就會四散到外面，最終導致炎症；也就是說，**當細胞壞死時會產生「炎症反應」，白血球在這種狀態下就會開始動員。**

最後位於白血球及組織中的巨噬細胞就會吞噬壞死的細胞及細菌來進行消化。

大部分的內臟器官出現梗塞時，沒多久就會變硬，以形態學來說這是「**凝固性壞死**」，如果壞死部位變軟最後溶解掉的話，就稱為「**液化性壞死**」。

大部分的內臟器官會出現凝固性壞死，但只有大腦出現梗塞時會呈現液化性壞死，也因此命名為「**腦軟化（腦梗塞）**」。

雖然細胞的死亡方式有相當大的差異，但**最大的差別是，「細胞壞死」只會出現在生病的狀態，而「細胞凋亡」則是不只屬於病理性，也有生理性凋亡。**

細胞的壽命部分，骨細胞大約10年，肌肉細胞為6～12個月，紅血球為3～4個月，皮膚細胞為20～30天，消化道上皮細胞只有短短的1天。

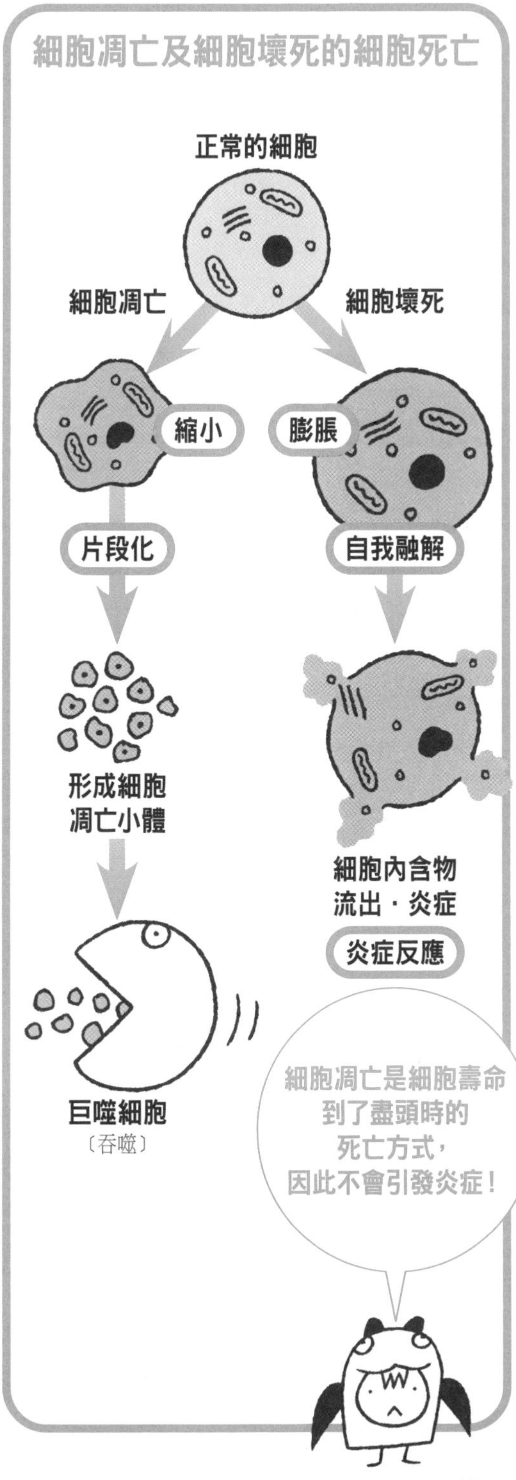

13 身體的防衛隊「免疫細胞」

頻繁地進行吞噬作用・巨噬細胞

「**免疫細胞**」或稱「**參與免疫反應的細胞**」會辨識侵入身體的異物或是病原體，抑或是體內出現的腫瘤等惡性新產生出來的細胞，並負責攻擊異物的免疫反應，存在於血液及淋巴液中。

「免疫細胞」中，除了「淋巴球」「嗜中性球」外，還有「巨噬細胞」及「樹突狀細胞」等。

「淋巴球」約占白血球的30%，淋巴液中則幾乎都是淋巴球，它是一種對於人體防禦來說極為重要的細胞。其中除了骨髓製造的B淋巴球（B細胞）、胸腺製造的T淋巴球（T細胞）及NK細胞（自然殺手細胞）外，還有NKT細胞。

「嗜中性球（也可參閱第56頁）**」占了白血球中的50%～60%，數量最多，是會狂吃進入體內詭異病原體的大胃王。**嗜中性球平常是在血管中流動，當收到巨噬細胞的召喚時，可以移動到血管的外面，以求快速地抵達現場。

觀測病原體入侵狀況的「**巨噬細胞**」，英文名稱「Macrophage」中的「Macro」代表著「大」，「Phage」則是「吃」，巨噬細胞的外型和名稱一樣，身體相當巨大且具有像是阿米巴的外型，當看到病原體時，會馬上把病原體吃掉，因此也稱作「**大胃王細胞**」或「**貪吃細胞**」。

巨噬細胞是從單核球分化，在骨髓中成熟，進入血液後再到各種內臟器官內部，進行吞噬細胞或傳達免疫資訊的活動。

病原體中，也有即使被巨噬細胞吞下，也能繼續生存的病原體種類。刺青就是利用此種性質而生的產物。刺青的色素被位於皮膚結締組織中的巨噬細胞所吞噬，但接下來就會一輩子留在那個部位。老菸槍的肺部變黑，也是因為碳粉被巨噬細胞吞噬後累積在那個地方的緣故。

「樹突狀細胞」分布在皮膚、淋巴結及胸腺等地方，是一種由骨髓製造的非淋巴球系細胞。和巨噬細胞不同，樹突狀細胞沒有吞噬能力，但會和T淋巴球（T細胞）一起誘發免疫反應。換句話說，樹突狀細胞是以免役小隊的隊長之姿在運作的。

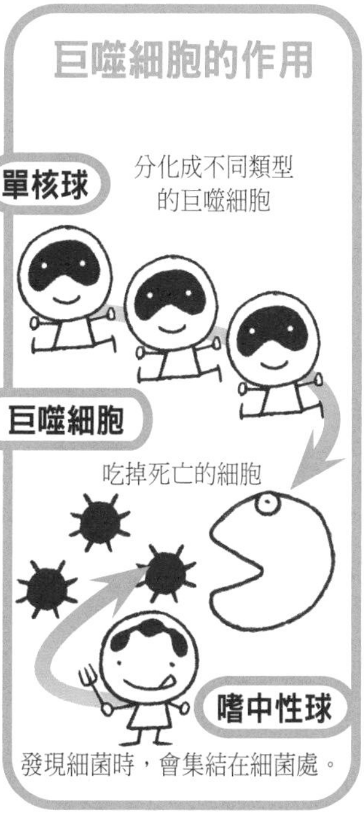
巨噬細胞的作用
單核球
分化成不同類型的巨噬細胞
巨噬細胞
吃掉死亡的細胞
嗜中性球
發現細菌時，會集結在細菌處。

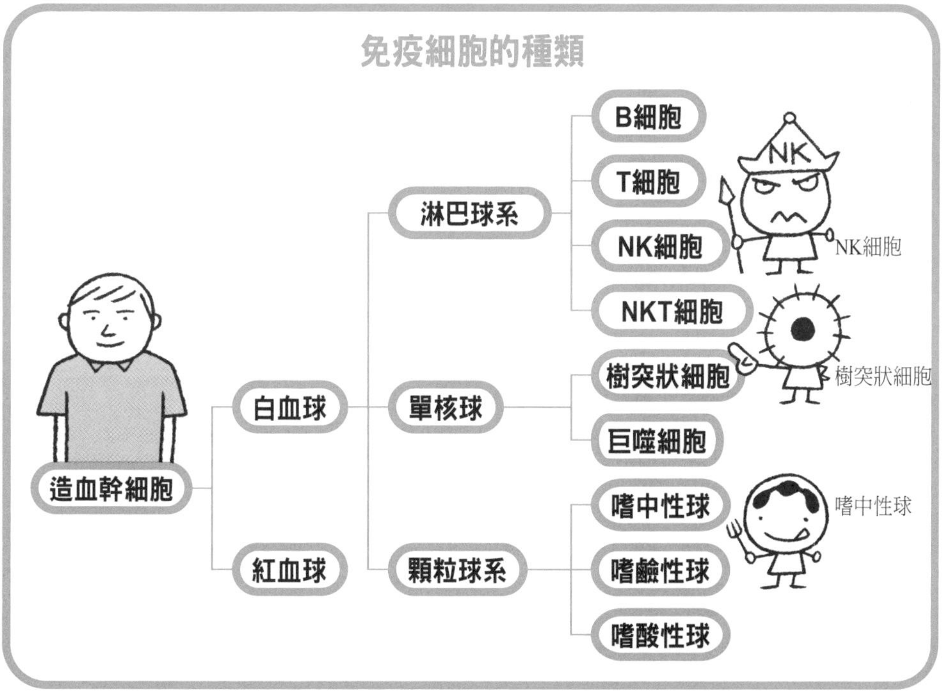

14 身體的免疫系統及老化

前線部隊與後援部隊合作攻擊

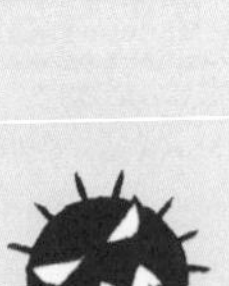

身體的免疫系統中有兩個系統，一個是不管面對什麼樣子的敵人都採取同樣機制防衛身體的「**先天性免疫**」，及了解敵人之後，針對該敵人使用專門的武器防衛身體的「**後天性免疫**」。

先天性免疫不管面對何種敵人，都能快速反應並解決敵人，也可以說是「前線防衛系統」，是我們生來就具備的東西。和這個系統相比，記住以前面對過的敵人，**當同樣的敵人出現時，以專用武器處理對應的「後天性免疫」，主要在初期防衛系統無法擊退敵人時運作，也可以說是「後援系統」。**

後天性免疫中，「**體液性免疫**」是針對「抗原（敵人）」製造並使用名為「**抗體**」的專用武器對抗；及由負責記住敵人的淋巴球進行攻擊的「**細胞性免疫**」。細胞性免疫中有T細胞，而體液性免疫則有B細胞。這兩種免疫系統會根據狀況準確地運作，保護身體抵禦外敵。

T細胞是淋巴球的一種，其中又分成「輔助型T細胞」「殺手T細胞」及「抑制T細胞」這3種。殺手T細胞與殺傷、排除受病毒感染的細胞及癌細胞的細胞性免疫有關。輔助型T細胞則是會對抗原刺激產生反應，會調節其他免疫細胞的運作，執行著如同指揮塔般的任務。

B細胞是一種會產生抗體這種特殊武器的細胞。抗體會使特定的敵人喪失能力，就像是「箭」或「導彈」般的存在。因為只會針對特定的對手產生作用，並不會影響到周圍。但是，這一個優秀的系統也沒有辦法抵抗老化。**成熟期之後，隨著老化，內臟器官的機能也會隨著下降，再也無法維持體內平衡，最**

後死亡，這個過程稱為「老化」。體內平衡指的是，即使外部環境產生變化，生物體內的體溫、血壓及化學性的內容物等都會維持在一定水平的狀態。負責讓T細胞成熟、分化的免疫器官「**胸腺**」，在人類10歲前後最大可達35g，但隨著年齡增長會慢慢被脂肪組織替代，最後只剩下一小部分散落在該部位，最後使得淋巴球（T、B細胞）的機能下降，抑制惡性腫瘤產生的能力也隨著減弱。

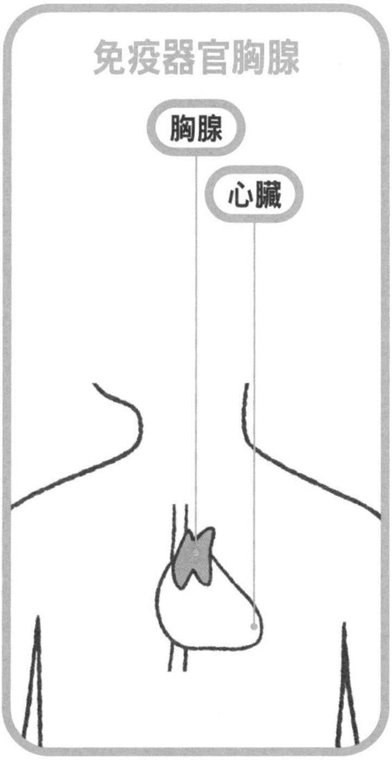

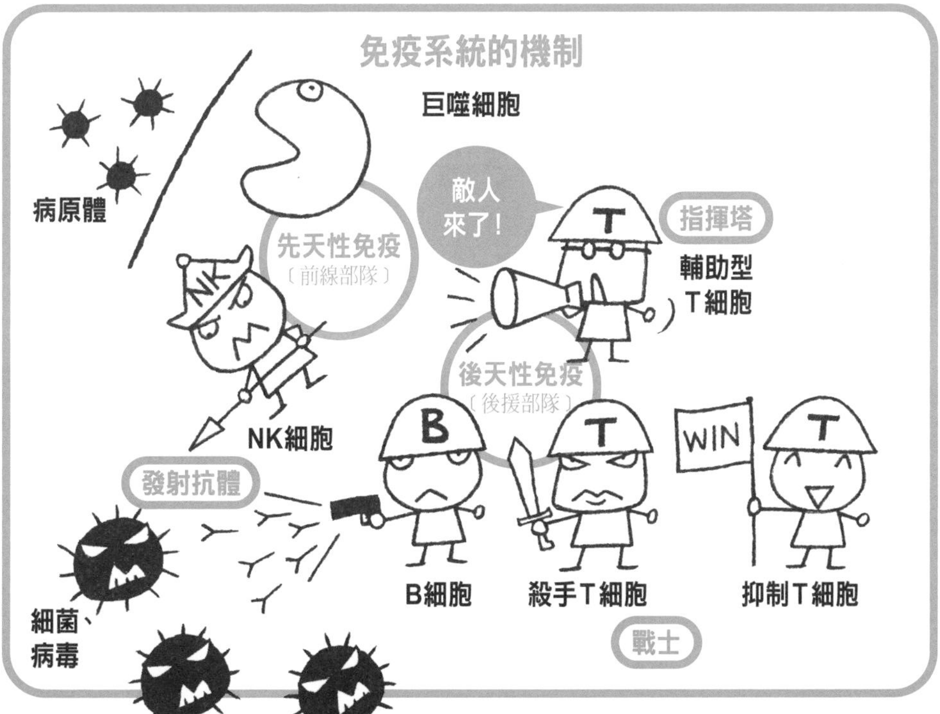

15 「生命的回數票」端粒是什麼

阻止細胞老化的酵素・端粒酶

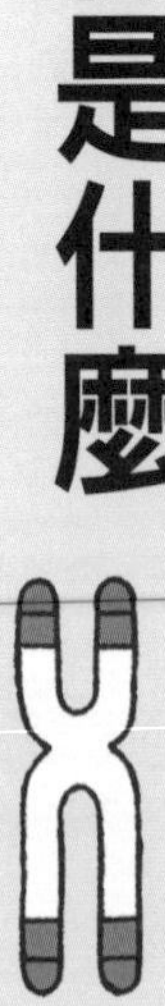

細胞的再生能力不只是修復與再生，與人的壽命也有關聯。老化是一種組織的再生能力隨著年齡增長而減退的現象，但當再生能力消失時，不只是各個細胞壽命終了，也代表著個體的壽命走到了盡頭。

1960年，一位名為海佛烈克的研究者，發現了培養正常人類的細胞時，細胞只會分裂50～60次。

現在，普遍認為與細胞的再生能力有密切關聯的就是「**端粒**」。**端粒是連接在各個細胞中的染色體末端、獨特鹼基的重複序列。而且，當細胞分裂、進行基因複製時，就會失去一個重複序列而變短，當端粒完全消失時，就沒有辦法分裂了。**經常拿「**生命的回數票**」來比喻端粒就是因為這個原因，因為端粒是決定細胞分裂的次數，這就像是回數票一樣。**端粒中有名為「端粒酶」的酵素，這個酵素可以延伸端粒長度。**在端粒使用殆盡之前，只要在端粒酶上製造出新的端粒，就可以繼續分裂。但是，不會增殖、分化的正常體細胞中的端粒酶，並沒有像幹細胞、生殖細胞或是癌細胞中的端粒酶那樣有活性。當分裂次數增加，端粒變短到一定程度之後，就沒有辦法再分裂了，我們稱之為「**海佛烈克極限**」。幹細胞指的是成長成組織或是內臟器官之前的細胞。**反過來利用抑制端粒酶的活性，也許就有辦法治療癌症，因此仍有許多針對這方面的研究持續進行中。**

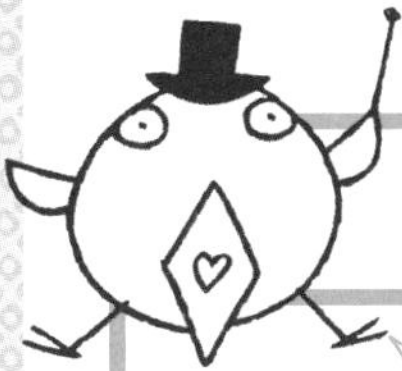

端粒酶與癌細胞增殖的關係

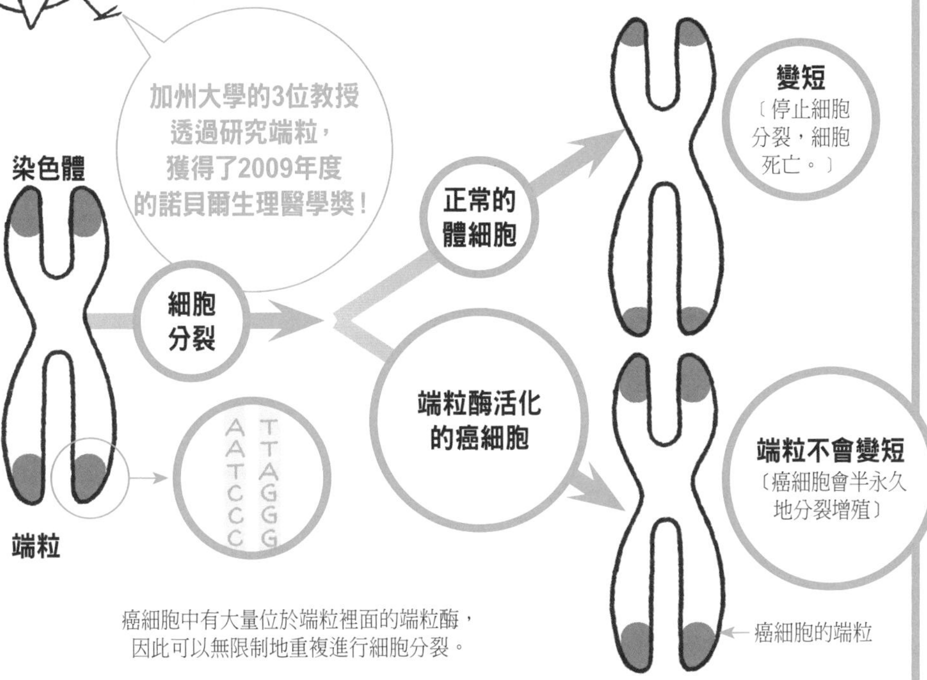
加州大學的3位教授
透過研究端粒，
獲得了2009年度
的諾貝爾生理醫學獎！
染色體
端粒
細胞
分裂
A A T C C C
T T A G G G
正常的
體細胞
變短
〔停止細胞
分裂，細胞
死亡。〕
端粒酶活化
的癌細胞
端粒不會變短
〔癌細胞會半永久
地分裂增殖〕
癌細胞的端粒
癌細胞中有大量位於端粒裡面的端粒酶，
因此可以無限制地重複進行細胞分裂。

端粒的長度代表細胞的老化程度

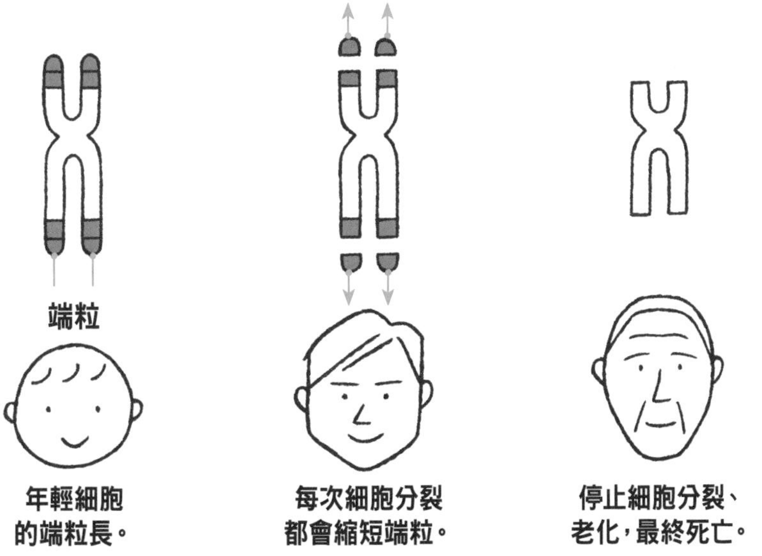
端粒
年輕細胞
的端粒長。
每次細胞分裂
都會縮短端粒。
停止細胞分裂、
老化，最終死亡。

16 夢幻的長壽基因去乙醯酶

吃7分飽來延長健康壽命

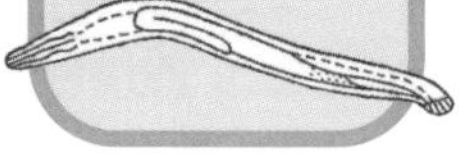

生物中有各式各樣的種類存在，從哺乳類到昆蟲，及像單細胞生物的低等生物，其中有一個共通於所有生物的生命現象，那就是老化現象。

在老化的研究中，有一種名為「**秀麗隱桿線蟲**」的線蟲，棲息於土壤中，體長約1mm左右，只有1千個左右的體細胞，這個小小的生物對於重要的生命現象研究有極大的貢獻。這種線蟲在基因等級有很高機率與人類擁有共同的祖先，雖然是多細胞生物，但細胞數卻很少，壽命短，所以可以在短時間內得知研究結果，而且基本的老化機制與人類非常類似。研究的突破口是名為「**去乙醯酶**（Sirtuin）」的長壽基因，特別是在酵母菌裡面發現到的**Sir2基因量，當這個基因量減少時，壽命就會變短；而當這個基因活化時，壽命就會變長。**人體中也存在著與Sir2相當類似的基因，也就代表著人類的壽命也許就與去乙醯酶有相當大的關係也說不定。

另外，**目前認為限制卡路里攝取的長壽法也與去乙醯酶有相當大的關係。因為現在已經知道了限制卡路里的攝取數量會活性化去乙醯酶。**

美國的大學有個知名的恆河猴研究，研究者發現把卡路里的攝取限制在平常的70%後，雖然可以改善健康狀態（延長健康壽命），但關於延長壽命的部分，卻沒有明確的結論。

當然，對人來說，吃7～8分飽再加上適度的運動是有益於健康的。

秀麗隱桿線蟲的構造

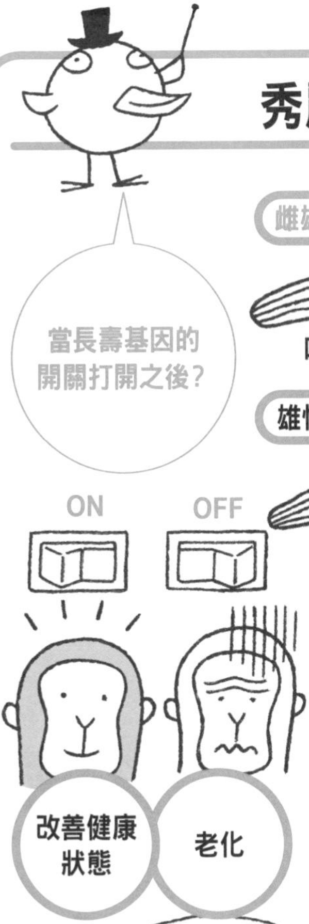

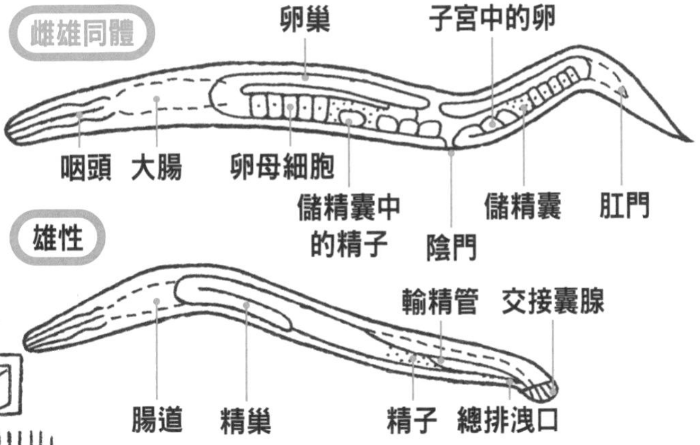

線蟲是1mm左右的小蟲，
1隻就能擁有雌性及雄性雙方生殖機能的雌雄同體，
其中的雄性，以基因層面來說，有很高機率
與人類擁有共同的祖先，基本的老化機制也很類似。

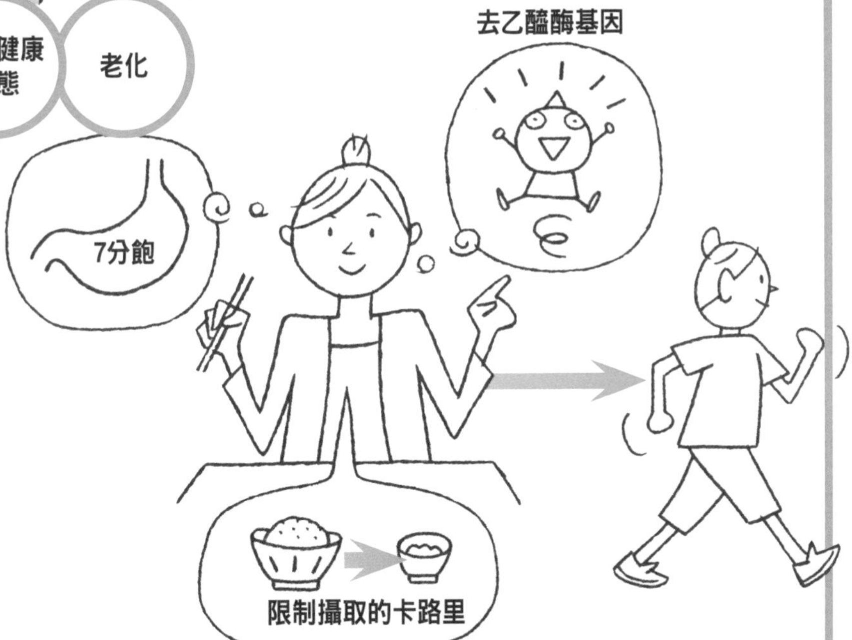

吃7分飽以活化長壽基因

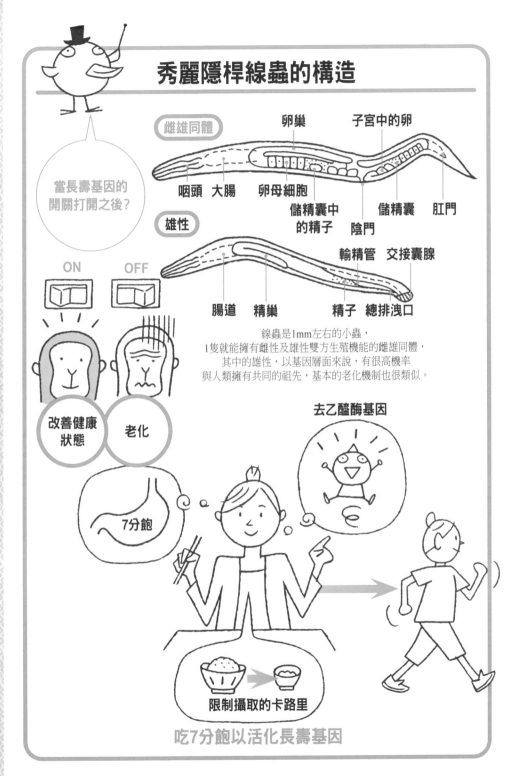

17 進展中的iPS細胞臨床研究

了解iPS細胞與ES細胞之間的差異

開發出「iPS細胞」的山中伸彌教授在2012年獲得了諾貝爾生理醫學獎。

iPS細胞，是「誘導性多能幹細胞」的簡稱，又稱為「人工誘導性多能幹細胞」。「多能」指的是可以變成很多種細胞，「幹細胞」指的是可以一直增加數量，也可以變成其他細胞的意思。

也就是說，**iPS細胞是可以從自己的細胞中製造出來，也可以變成其他種類的細胞，甚至還可以一直增加的萬能細胞。**

假設任何細胞都能製造出來的話，就能給予角膜、脊髓或內臟器官等部位有損傷的人全新的身體部位或內臟器官，沒有比這個更好的再生醫療了。

我們是從一個名為受精卵的細胞中誕生出來的。山中教授所著眼的，是研究受精卵是怎麼分化成手、腳的細胞，並將在受精卵中活躍運作的基因的細胞初期化。

也就是說，**從將近2萬1千個基因中，找出4個細胞的基因，並將這個細胞初期化，再從此處製造出可以轉變成其他各種細胞的多能幹細胞，即是iPS細胞。**

還有另一種與iPS細胞極為類似的幹細胞「**ES細胞**」，但並不是說ES細胞的性能比較差。ES細胞是「**胚胎幹細胞**」，「胚胎」指的是受精卵分裂6、7次時的細胞，大約是形成胎兒之前的細胞。

因此，胚胎除了胎盤之外，也擁有可以變成任何細胞的多能性，但如果把ES細胞放回子宮，這個可能成為孩子的存在會被切碎分解使用，怎麼樣都會遭遇到倫理上的問題。另外，因為ES細胞擁有特定的DNA，因此也會引起身體的免疫機能運作而產生排斥反應。

另一方面，**iPS細胞是將本人的細胞初期化之後，再製造出來的擁有多能性的幹細胞。**因為是使用自己的細胞，有正確初期化的話，DNA會完全相同，幾乎不會有產生排斥反應的可能性，所使用的iPS細胞也是成長之後的細胞，因此也不會有倫理方面的問題。

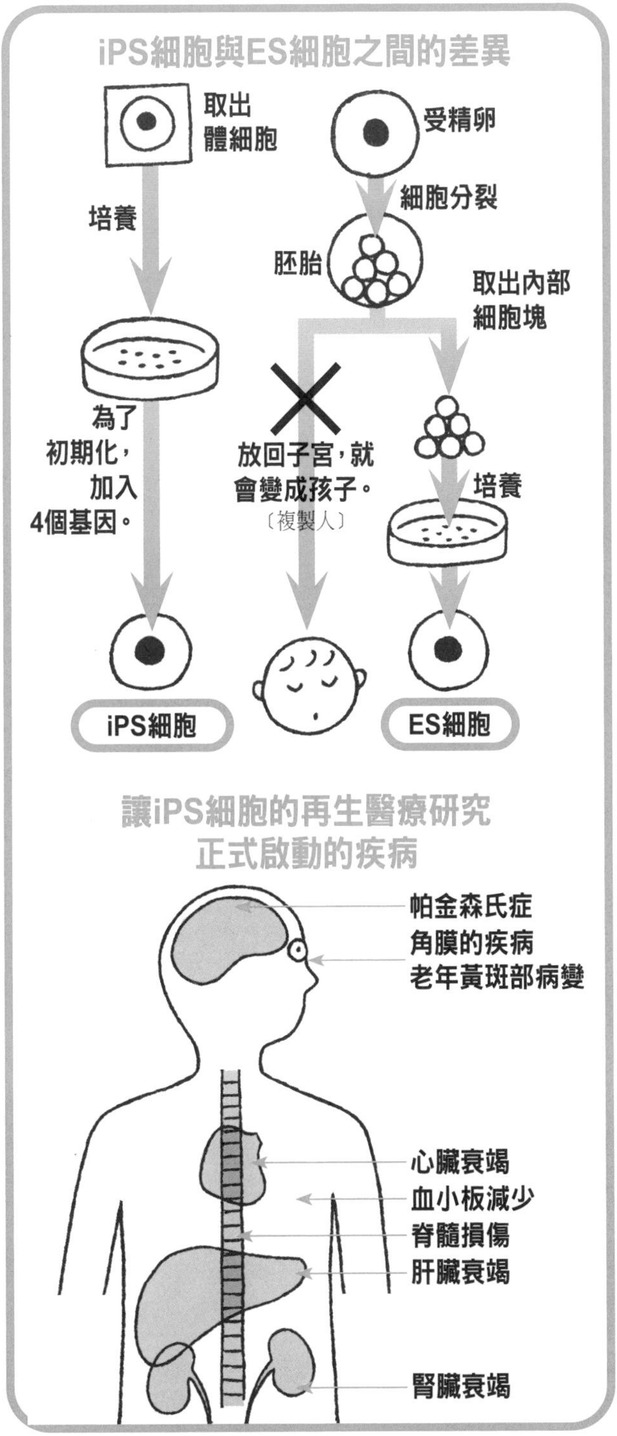

Column

渦蟲的分化及蜥蜴的尾巴

如果人類失去手腳，就再也不會長回來了。但是，人類以外的動物中，有的生物是能把手腳長回來的。

這些生物中，最具代表性的就是蠑螈。雖然有像「蜥蜴斷尾求生」（註：日文中特指高層者將責任丟給下屬，自己逃命一事）等諺語，但就算切斷蠑螈的手腳，幾個月後還是會再長回來。如果是幼小時期，甚至連大腦都能再生。再生的機制是，原本已經變成肌肉的細胞，會變成幾乎可以轉變為所有細胞的「幹細胞」，把失去的手腳再次製造出來。

其他還有比蠑螈更強的「渦蟲」。即使把渦蟲的身體切碎成2百個，因為會再生的緣故，最後就會誕生出全新的2百隻渦蟲。如同渦蟲那樣，幹細胞轉變成各種細胞的過程稱為「分化」，轉化成某種特定的細胞則稱為「誘導性分化」。渦蟲原本就擁有可以轉變成任何細胞的幹細胞。

人類也擁有幹細胞，但就像皮膚就是皮膚、頭髮就是頭髮一樣，沒辦法變成其他種類的細胞。如果是這樣的話，那能不能像渦蟲那樣，人體中也能製造出擁有多樣性的萬能幹細胞呢？iPS細胞就是從這個想法發展而來的。

第3章

血液在身體中循環的任務

本章會介紹把氧氣及營養運送到身體各個角落，
且努力與外敵對抗的血液們。

18 血液是什麼？

運送氧氣及養分、回收廢棄物

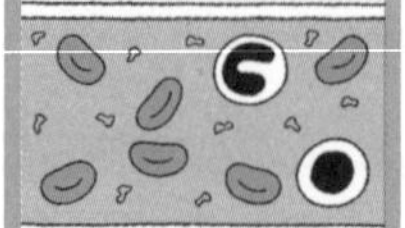

血液會在像是網子般遍布全身的血管中循環，有維持生命相關的重要作用。人們在體內循環的血液量多少會有差異，不過大致上為體重的13分之1，分別由「細胞成分（血球）」，也就是「**紅血球、白血球及血小板**」，及「體液成分」，也就是「**血漿**」組成。

血液中大部分的細胞成分都是紅血球，與血紅素結合之後，負責將氧氣及養分運送到身體各處，並回收二氧化碳及老舊廢棄物。順帶一提，遍布身體中的血管長度，總長據說約10萬公里，有足以繞地球2圈半的長度。

大部分血管是直徑約100分之1mm左右，僅有紅血球能勉強通過的微血管。

白血球會攻擊從外面入侵身體的細菌及病毒，也會防禦感染（請參照第56頁）**。另外，血小板有抑制出血的作用。**

血液成分中約55％是血漿，雖然大部分是水分，但血漿會和含有稱為凝固因子的蛋白質的血小板一起製造出血栓，擔任覆蓋傷口凝固血液的任務。另外，我們的身體約3分之2（體重的60％～65％）都是由水形成。體內的水分稱為「**體液**」，體液約3分之1是位於細胞外面（細胞外液），細胞外液的一部分就位於剛剛提到的血漿內。

血液的另一個重要的作用，就是把這些水分運送到身體各處。當血液失去水分變濃稠時，就有可能引起腦梗塞或心肌梗塞，確實地補充水分也是維持身體健康的重點之一。

血液的成分

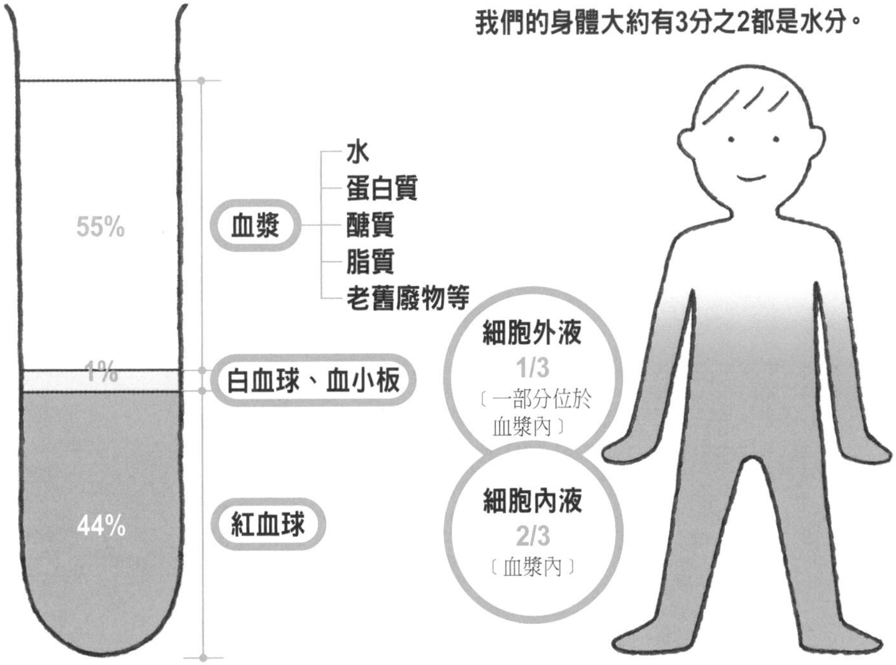
我們的身體大約有3分之2都是水分。
55%
1%
44%
血漿
水
蛋白質
醣質
脂質
老舊廢物等
白血球、血小板
紅血球
細胞外液
1/3
〔一部分位於血漿內〕
細胞內液
2/3
〔血漿內〕

血管內成分及角色

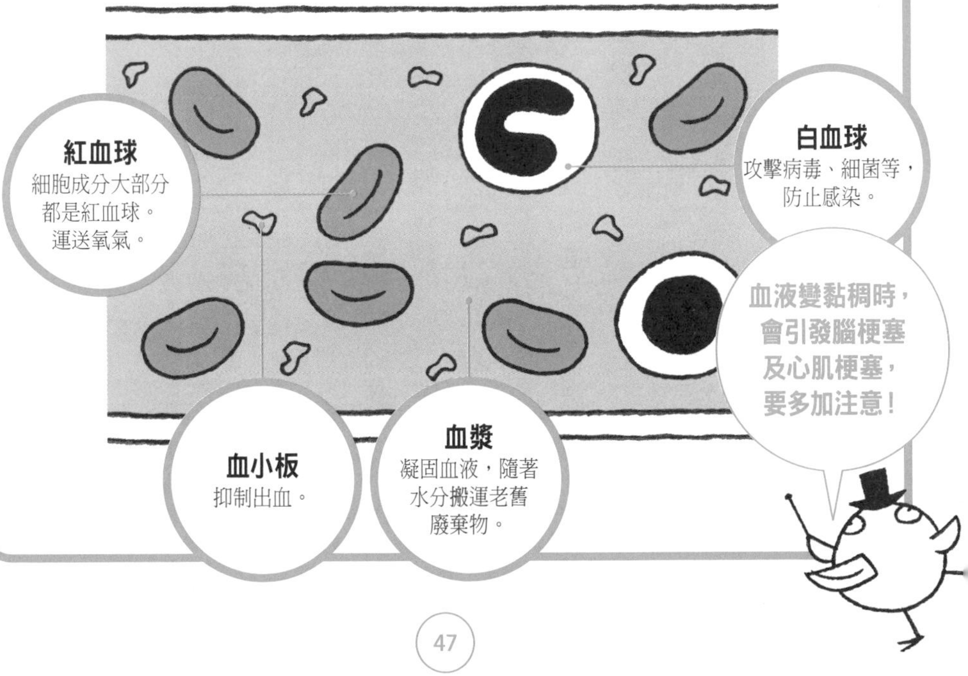
紅血球
細胞成分大部分都是紅血球。運送氧氣。
白血球
攻擊病毒、細菌等，防止感染。
血小板
抑制出血。
血漿
凝固血液，隨著水分搬運老舊廢棄物。
血液變黏稠時，會引發腦梗塞及心肌梗塞，要多加注意！

19 讓血液循環走遍全身的血管

血管的老化會變成引起嚴重疾病的因子

血管大概可以分成3種，「**動脈**」運送心臟輸出的血液，「**靜脈**」回收二氧化碳並把血液送回心臟，「**微血管**」則位於動脈與靜脈之間，負責把動脈血液中的氧氣及養分供給到末端組織。

另外，還有供給心臟本身氧氣及營養的「冠狀動脈」。血管的基本構造是由3層膜，分別是內膜、中膜及外膜所構成。

當血管（動脈）細胞中老化的細胞數量增加時，血管就會失去彈性，產生異常的狀態稱為「血管老化」，也就是「**動脈硬化**」。

老化後的血管會慢慢地失去彈力，但是心臟送出來的血液量卻幾乎不會隨著年齡增長而產生變化。和年輕時期幾乎沒有變化的血液量會變成壓力，對老化變硬的血管帶來負荷。也就是說，**心臟收縮時的血壓（最高血壓）及舒張時的血壓（最低血壓）是脈差，當脈差變大，也就代表動脈硬化正在進行中。**

當因為老化，而在血管的內膜上出現小傷口時，血液中多餘的脂肪（低密度脂蛋白＝LDL）會跑進去那個小傷口裡面，**巨噬細胞**（請參照第34頁）**的殘骸就會累積在裡面，形成內側的一個凸起物，稱為「斑塊」**。當因為老化，血管失去彈性，再加上斑塊使得血管內側變狹窄時，**運送血液至心臟的冠狀動脈血管的流動性就會變差，使得心臟缺氧及缺乏營養，轉變成伴隨胸口緊痛的「心絞痛」**。

另外，當斑塊因為受到刺激而脫落時，為了修復那個傷口，就會出現血栓。此時血栓若塞住血管就糟糕了。當心臟的冠狀動脈因為血栓塞住的話，就會引發「**心肌梗塞**」，如果血栓塞住大腦的動脈就會引

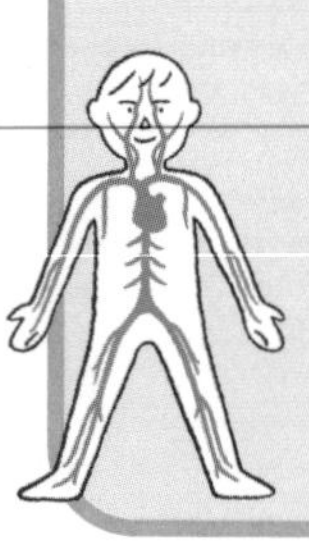

發「**腦梗塞**」。

還有，當血栓塞住血管時，有時候無處可去的血液會讓已經變脆弱的血管破裂。因為動脈的任務是把氧氣和養分送去心臟及大腦等重要的內臟器官及身體各處，因此身體中任何一個動脈都有可能產生動脈硬化。所以即使疾病名稱看起來像是心臟或是大腦的疾病，但其實大部分引發這些疾病的原因都是來自血管的老化。

一般認為罹患高血壓及糖尿病時，會加速細胞的老化。即使我們無法防止年齡的增長，重要的是重新審視延緩老化速度的生活模式。

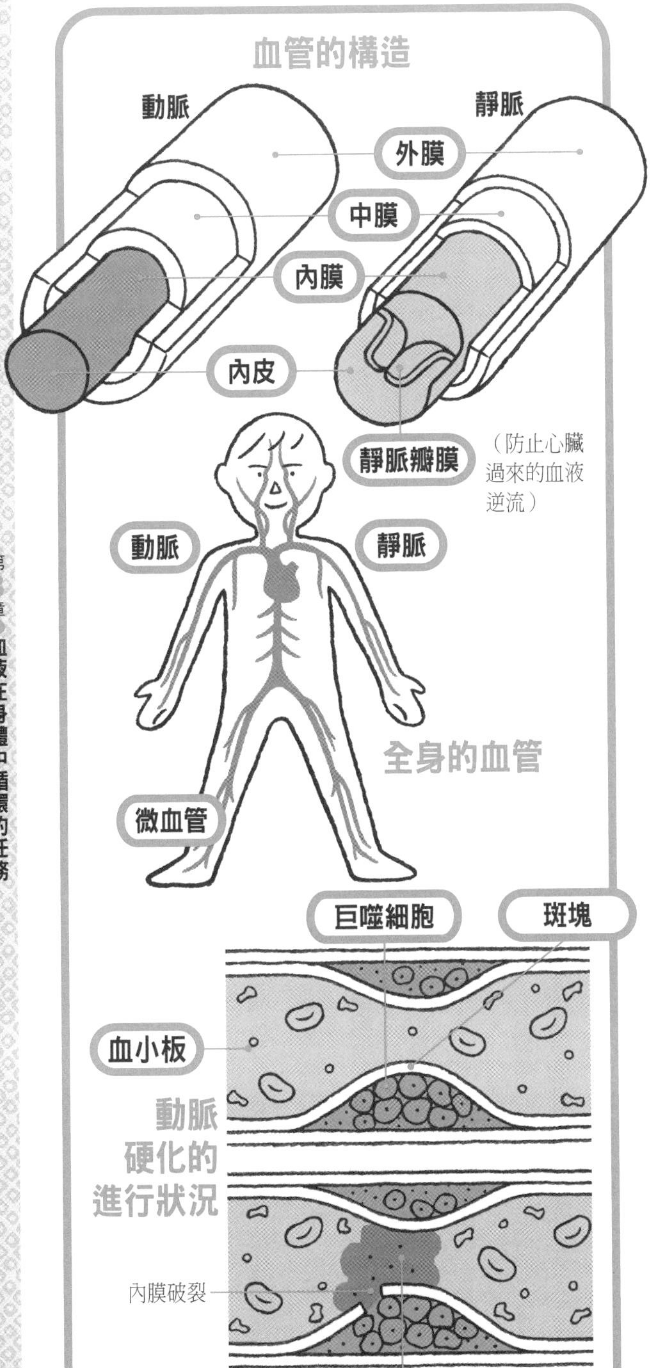

20 血液是在哪裡製造出來的呢？

大部分的血液是在骨骼的中心「骨髓」裡製造出來的

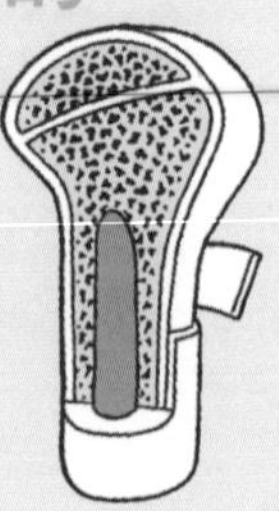

一直到了19世紀，我們才首次知道血液從骨骼的中心「骨髓」中製造。但是，並不是所有的血液都是從骨髓製造出來的。

血液中，由骨髓製造出來的血球有3種，分別是「紅血球」「白血球」及「血小板」，只有「淋巴球」的T細胞是由胸腺（請參閱第37頁）**製造出來的。**

嬰孩時期，所有骨骼中的骨髓都能製造血液；到了成人時，只有體幹中心的胸骨、脊椎、肋骨及骨盤等骨骼裡的骨髓能夠製造出血液。一般來說，骨隨裡約有1兆個細胞存在，每天製造出約2000億個紅血球、1000億個白血球及1億個血小板。這3種血液細胞是由名為「**造血幹細胞**」的細胞所製造的。

造血幹細胞位於骨髓的中心部位，是一種海綿狀組織，會不停地重複進行細胞增值，接著分化後成長成紅血球、白血球及血小板，並釋放到血液中。這個過程就是「**造血**」。擁有造血機能的骨髓稱為「**紅骨髓**」，是紅色的；但當隨著發育、脂肪增加後會變成「**黃骨髓**」，會失去造血機能。

白血球是由顆粒球、單核球及淋巴球所組成。骨髓也能製造出這些血球，淋巴球中的T細胞（前驅細胞）會從骨髓的造血幹細胞中遷移到胸腺，並在胸腺成熟變成T細胞。胸腺位於心臟稍微往上的位置，在16歲時達到巔峰，之後會隨著年紀增長慢慢變小。

骨骼的構造

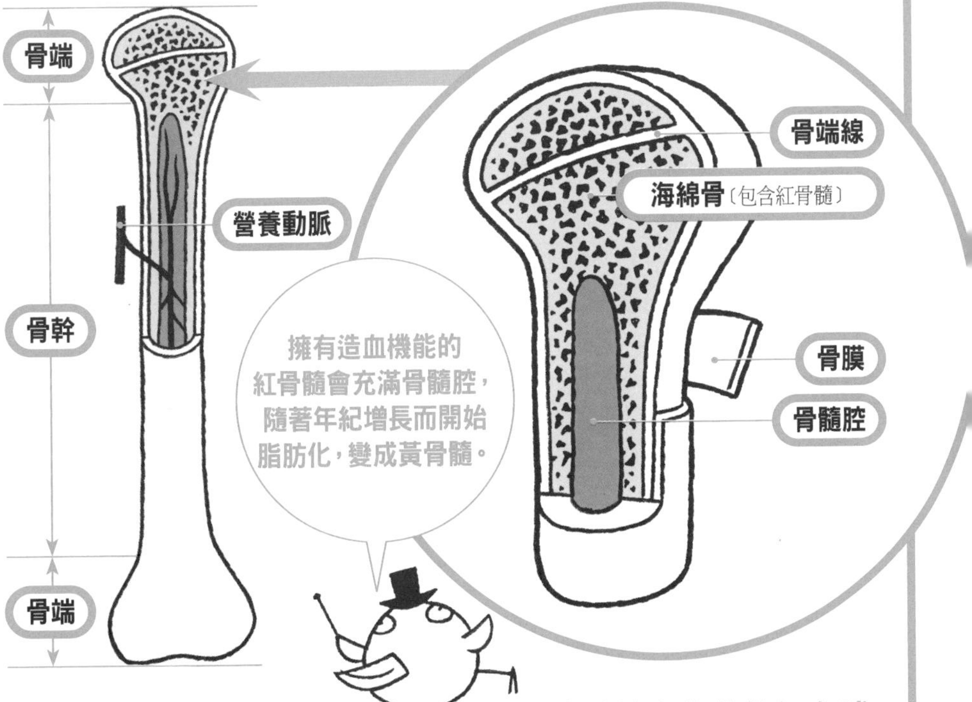

在骨髓製造血液

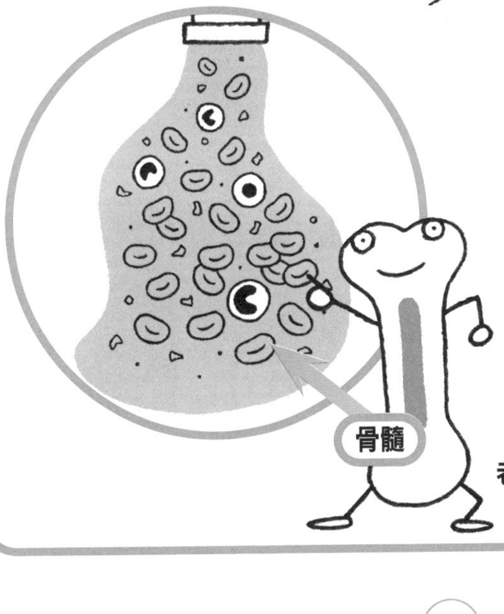

脾臟會破壞老化後的紅血球

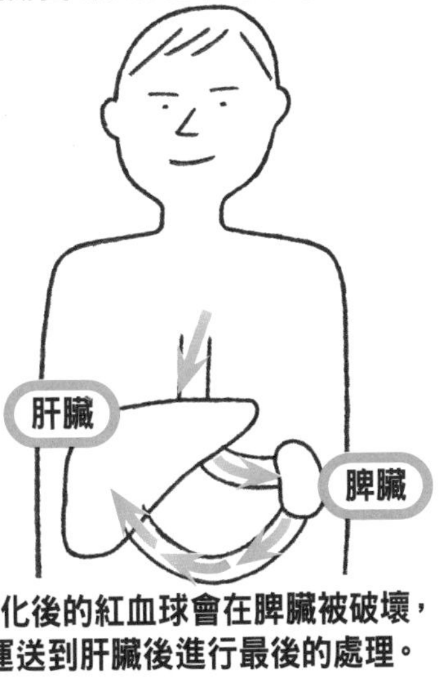

老化後的紅血球會在脾臟被破壞，
運送到肝臟後進行最後的處理。

21 氧氣的運送人員・紅血球

有可以自由自在改變形狀的「血紅素」

紅血球負責運送氧氣及排泄老舊廢物，是讓身體保持健康的一個非常重要的任務。還有，血液中的血球成分有96％是紅血球，紅血球中含有**名為「血紅素」的蛋白質，這個鐵蛋白就是負責擔任運送氧氣的任務**。

血液之所以會是紅色，是因為血紅素的色素是紅色的關係。一般來說，紅血球的壽命約為１２０天，這邊的壽命指的是從骨髓中製造出來到在脾臟被破壞為止的期間（請參閱第51頁的插圖）。但是，當生產與破壞無法保持平衡時，就會陷入生病的狀態。

紅血球在「**紅血球母細胞**」（變成紅血球之前的階段）時會釋放出細胞核，轉變成「**網狀紅血球**」，接著再變成成熟後的紅血球後移動到血液中。

一般認為紅血球釋放細胞核，是為了強化運送氧氣的機能。藉由去除細胞核，使得細胞容積增加，得以增加細胞內負責與氧氣結合的血紅素數量，再加上圓盤狀的外型可以在同樣體積下加大表面積，可以更有效率地進行「**氣體交換**」。

微血管的大小約為5微米（μm），但是紅血球直徑卻是約7～8μm，平均厚度有1．7μm，為了通過比自己直徑還狹小的微血管，紅血球必須要可以摺疊變形，變成像是降落傘或拖鞋的形狀才行。

如果成人因為動脈性出血而失去全部血量的3分之1時，會有生命危險，而當失去2分之1的血量時，心臟就會停止跳動。我們身體裡面流動的血液中，即使只有一滴，好像也有深不見底的神祕機能。

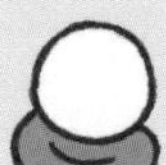

紅血球

紅血球的脫核過程

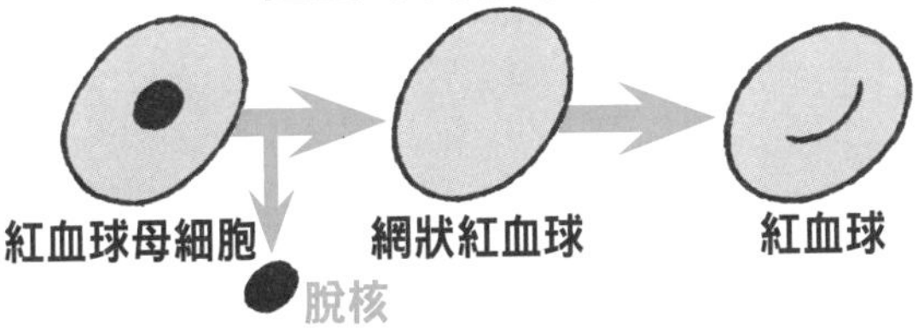

紅血球還在年輕血液細胞〔紅血球母細胞〕階段時，不會離開骨髓，
脫核之後轉變成網狀紅血球，等待成熟成為紅血球之後才會進到血液中。

紅血球主要的任務〔氣體交換〕

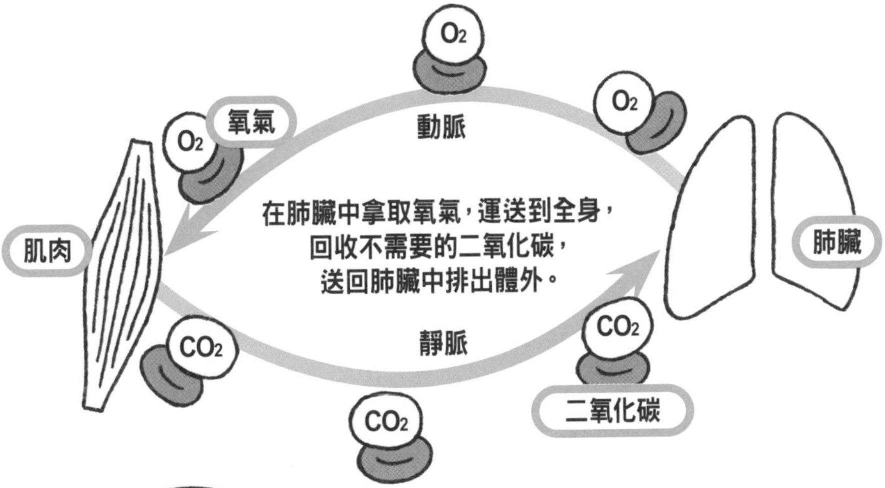

擔任搬運角色的血紅素

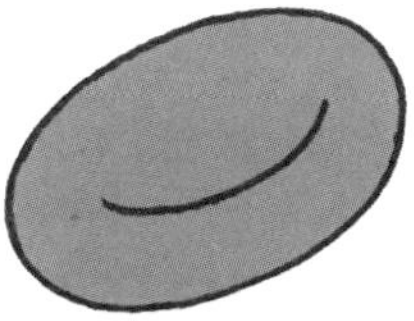

血紅素（Hemoglobin）是一種由名為「血鐵質Hem」的物質與名為「血紅蛋白Globin」的蛋白質結合在一起的鐵蛋白質。與氧氣結合的是血鐵質。

紅血球中的血紅素與氧氣結合，變成氧氣運送體，可以在身體內部運送氧氣和養分。
這些被搬運至全身的氧氣和養分會當作平時生活的能量來使用。

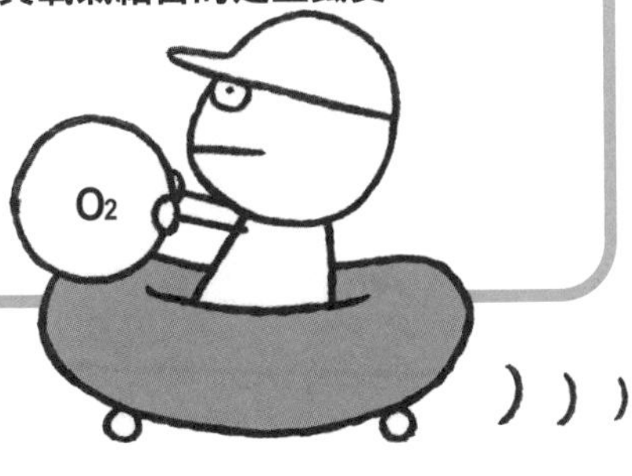

22 為什麼會貧血？

恐怖的造血機能不良所引起的「再生不良性貧血」

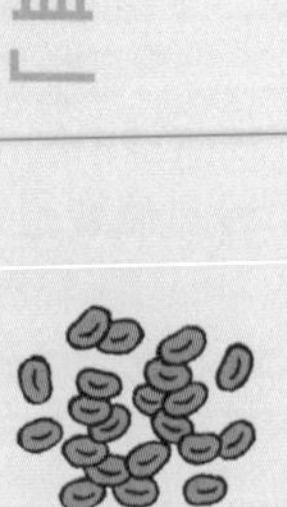

紅血球系的疾病大多是「**貧血**」。**指的是紅血球數量或是血紅素低於標準值狀態的總稱**。這一種疾病與感冒一樣，非常容易被輕忽，但接受血液檢查，仔細找出發作的原因至關重要。即使總稱是貧血，根據原因不同，也有很多種不同類型的貧血。

「缺鐵性貧血」是構成紅血球成分的鐵質與血紅素不足時會引起的貧血症狀，也是最頻繁發作的貧血。消化道的潰瘍、因子宮肌瘤或是癌症所引發的出血、月經出血量過多導致的鐵質排泄量過多，或是食物的鐵質攝取量不足時都會導致鐵質的儲藏量不足，對血紅素的合成產生障礙。

「惡性貧血（巨紅血球母細胞貧血）」的特徵是可以觀察到因骨髓的分裂異常所產生出來的巨紅血球母細胞，引發原因是B12及葉酸攝取量不足，對製造紅血球的造血機能產生不好的影響而發病。顧名思義，就是發現了大型未成熟的紅血球（巨紅血球母細胞）。

其他還有，紅血球在壽命（3個月）結束之前就被破壞（溶血），最終導致貧血的「**溶血性貧血**」，還有製造血液的骨髓造血機能低落，使得血球數量減少的「**再生不良性貧血**」等。這種貧血屬於難治疾病之一，重症時必須進行骨髓移植手術。

因為各種疾患所引起的「**續發性貧血**」又稱二次性貧血，是由腎性貧血或癌等惡性腫瘤所引發的。

一般來說，貧血的症狀有臉色變差、頭痛、耳鳴、暈眩、心悸、氣喘、容易疲累及指甲變脆弱等。

貧血的種類

缺鐵性貧血

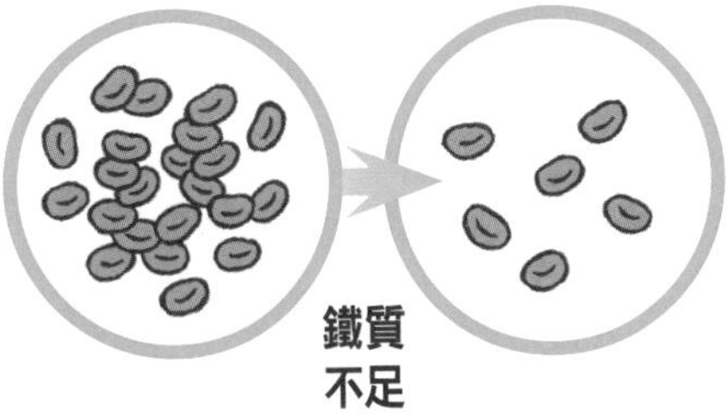

再生不良性貧血

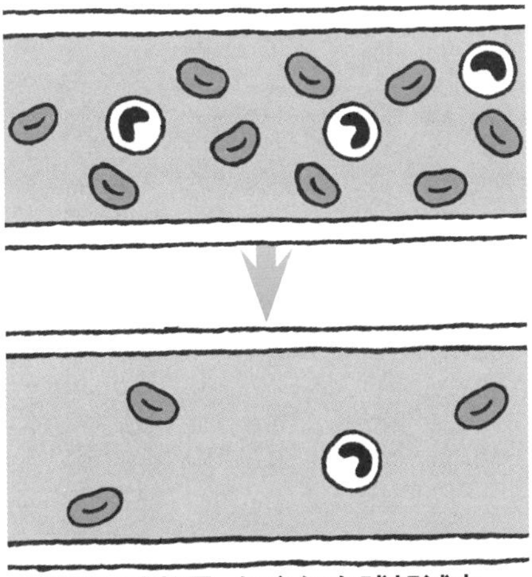

整體血球數量，包含紅血球都減少。

溶血性貧血

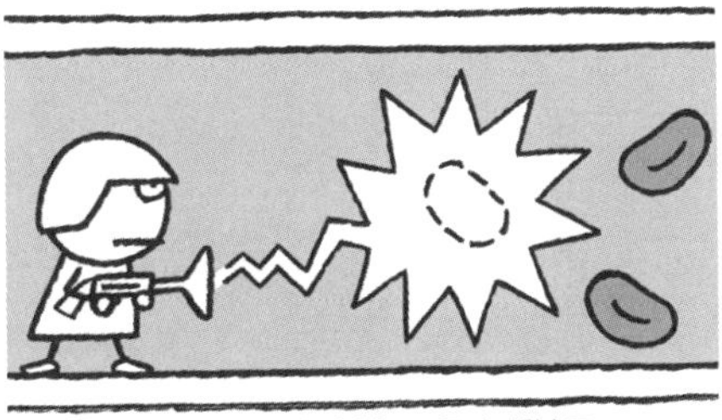

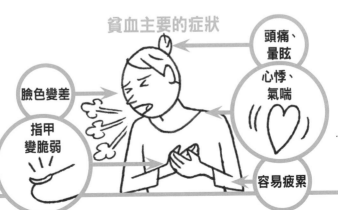

紅血球受到破壞，壽命變短。

續發性貧血

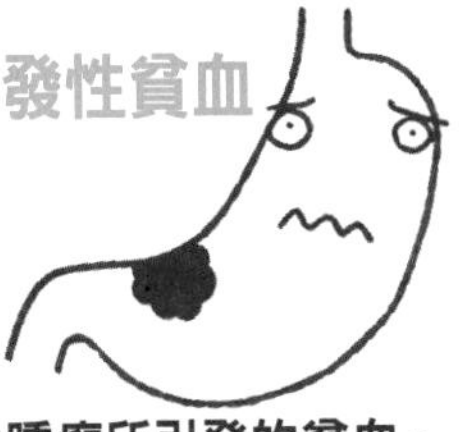

因癌等惡性腫瘤所引發的貧血。

惡性貧血

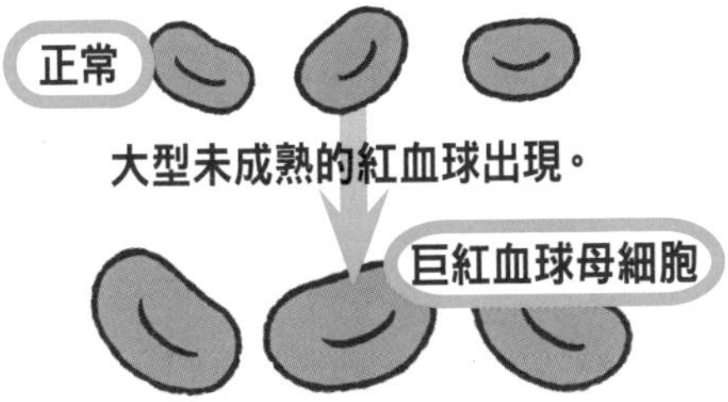

缺乏維他命B_{12}及葉酸。

貧血主要的症狀

頭痛、
暈眩
心悸、
氣喘
臉色變差
指甲
變脆弱
容易疲累

23 身體的防衛隊・防禦外敵攻擊的白血球

要注意白血球的數量增減

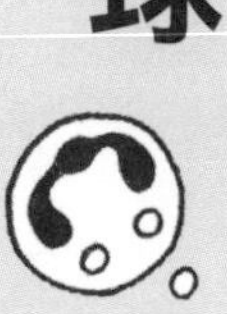

前面已經提到過，白血球有保護身體抵禦進入體內的細菌及病毒等外敵攻擊的功用，更仔細說明的話，**白血球負責免疫機能，而且會排除從外部入侵到體內的細菌及病毒等異物**。

白血球在造血幹細胞被製造出來，成熟之後會分化成顆粒球系、淋巴球系或單核球系的其中之一。**顆粒球系細胞會變成「嗜中性球」「嗜酸性球」及「嗜鹼性球」**。在血液中，嗜中性球的數量最多，擅長吞噬細菌來殺菌；嗜酸性球會在患者感染寄生蟲（蟯等）或是產生過敏疾病時增加數量；嗜鹼性球會釋放組織胺，誘發過敏性休克或氣喘。

淋巴球系細胞則會變成「B細胞」及「T細胞」。當細菌及病毒入侵時，B細胞會製造抗體，T細胞則是會在防禦身體的同時，記住曾經入侵過的病原體，並將其排除（請參照第37頁插圖）。

單核球系細胞則是白血球中最大、吞噬作用最強的，也相當具有移動力，當受到感染時，會移動到受到感染的組織後，分化成巨噬細胞。

雖然白血球的基準數值會因為年齡及個人有相當大差異，但一般來說，每1毫米立方中會有大約4000～9000個白血球。

當白血球減少時，身體的抵抗力會變低，導致容易發燒、潰瘍及受到感染，同時也會產生是否有再生不良性貧血的疑慮。反過來白血球的增加，是身體有炎症或是受傷時的防禦反應，但有時候可能會因白血病等疾病導致不正常的數量增加，因此還是應該要去做詳細的血液檢查。

白血球

從白血球數量推測的異常及疾病的原因

白血球過度減少的情形	白血球過度增加的情形
敗血病	白血病
急性骨髓性白血病	細菌感染症
全身性紅斑狼瘡〔SLE〕	心肌梗塞
再生不良性貧血	腎盂炎、膽囊炎
抗腫瘤藥的長期服用	外傷、出血
放射治療等	服用類固醇等

白血球〔顆粒球系〕的作用

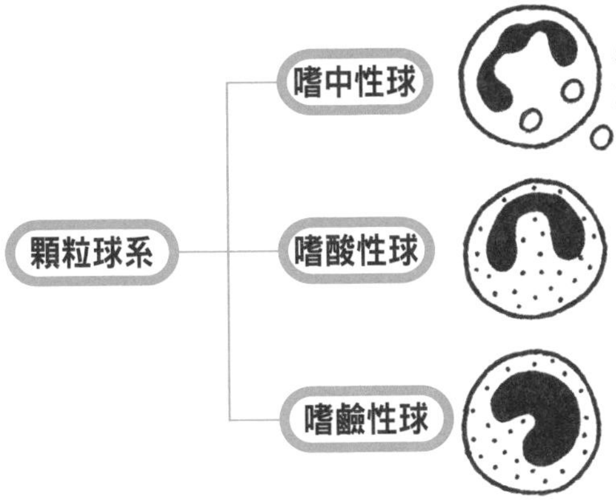

嗜中性球：吞食細菌等異物〔吞噬〕，死亡後變成膿。

嗜酸性球：當受到蟬等寄生蟲感染時，發揮能力。也是過敏症狀的導因之一。

嗜鹼性球：釋放出組織胺，與過敏性休克及氣喘的症狀有關。

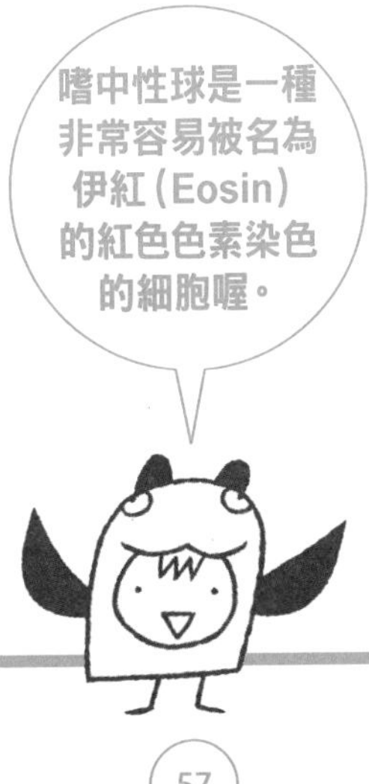
嗜中性球是一種
非常容易被名為
伊紅（Eosin）
的紅色色素染色
的細胞喔。

24 修補血管的血小板

出血時，對於止血有很大的作用

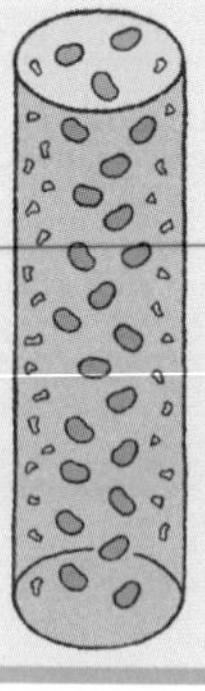

當受傷導致傷口出現時，傷口得以封阻是因為有「**血小板**」協助的緣故。血小板是從造血幹細胞變成巨核細胞，巨核細胞的細胞質脫落後變成血小板，壽命約3～10天。

和紅血球與白血球是位在血管的中央相比，血小板流動於血管內皮細胞的附近。那是為了要讓血小板能夠馬上在血管受傷時進行反應的關係。

止血的機制分成兩種階段，一種是血小板運作的第一期止血，及血漿中的血液凝固因子運作的第二期止血。

當血管受傷，血管內皮細胞剝落時，裡面的膠原蛋白纖維會與血小板結合（黏著）。此時，細胞質內就會釋放出一個物質，會吸引其他的血小板集結過來，使血小板們結合（凝集）在一起形成堵住傷口的血栓。這就是血小板凝集的機制，為第一期止血。

第二期止血指的是血液凝固因子活化，及血漿中一種名為纖維蛋白原的蛋白質會轉換成纖維蛋白，使得血液凝膠化。透過顯微鏡觀察纖維蛋白時，會發現纖維蛋白呈現網狀，用來網住血小板及其他細胞來封阻傷口。

血小板數量非常少，僅占了全部血液的1％以下，但有阻止血液流出的重要任務。血小板減少導致的疾病有「**特發性血小板減少性紫斑（ITP）**」及「**血栓性血小板減少性紫斑（TTP）**」。

血小板

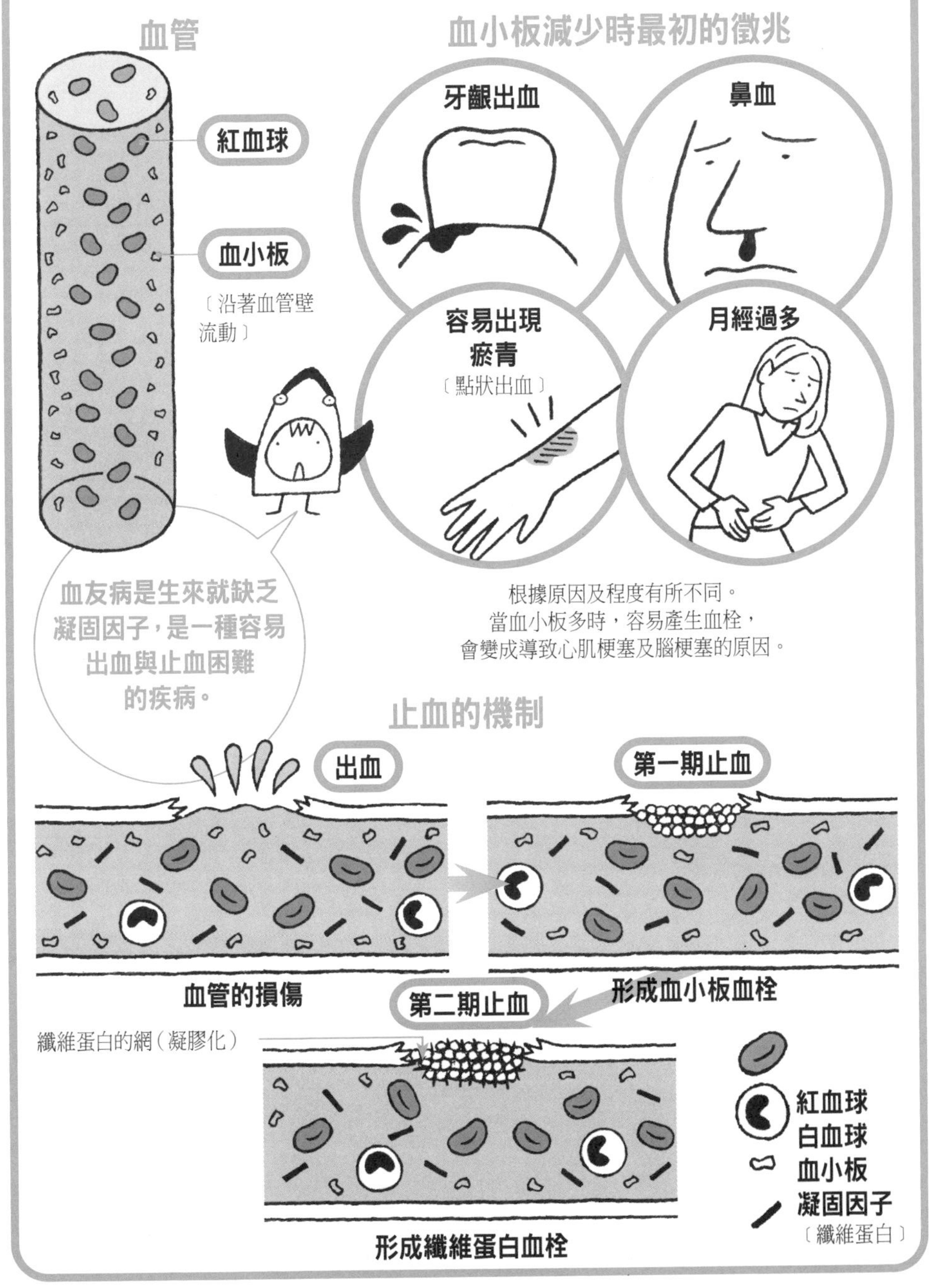
血管
紅血球
血小板
〔沿著血管壁流動〕
血友病是生來就缺乏凝固因子，是一種容易出血與止血困難的疾病。
血小板減少時最初的徵兆
牙齦出血
鼻血
容易出現瘀青
〔點狀出血〕
月經過多
根據原因及程度有所不同。
當血小板多時，容易產生血栓，
會變成導致心肌梗塞及腦梗塞的原因。
止血的機制
出血
第一期止血
血管的損傷
形成血小板血栓
第二期止血
纖維蛋白的網（凝膠化）
形成纖維蛋白血栓
紅血球
白血球
血小板
凝固因子
〔纖維蛋白〕

Column

經濟艙症候群

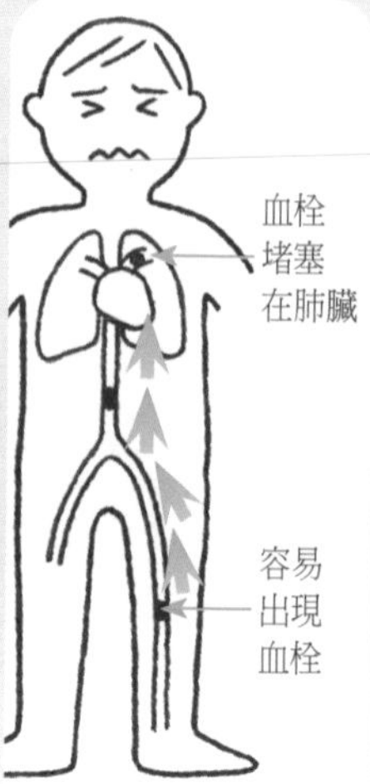

應該有不少人聽過「經濟艙症候群」吧。

這個疾病指的是，當人長時間處於像是飛機經濟艙那樣相對狹小的空間，而且都維持同一個姿勢坐著時，腳部靜脈中的血液就會無法回到心臟，血液變成容易停滯在腿中，結果就是使得腳的靜脈中的血栓（深部靜脈栓塞）處形成血塊。

當飛機抵達目的地著陸之後，身體突然開始移動時，在靜脈形成的血栓就會脫離血管壁，隨著血液流動。這個血栓在變細的血管中塞住時所產生的症狀，會使得患者出現胸痛或是無法呼吸的症狀。

比如說，如果是輸送血液進肺臟的血管塞住的話，就會引起肺栓塞，最糟的情況甚至可能導致死亡。

但是，這種事情不是只會發生在經濟艙。即使是乘坐商務艙，長時間維持不移動腿的肌肉的話，也會容易形成血栓。

簡單的說，原因不在於乘坐飛機，而是在於長時間不使用腿的肌肉。像是遇到災害後，受災戶被逼迫在狹窄的避難所或是車上度過長時間的避難生活，也非常容易引發深部靜脈栓塞。在這種環境中，重要的是要補充足夠的水分，偶爾也要進行一下腿部運動。

第4章

想要先知道的癌的特性

恶性腫瘤（癌）是日本3大死因之首。
本章會學習與細胞癌化機制及性質有關的基礎知識，
並揭露癌的恐怖特性。

25 癌是惡性腫瘤的總稱

癌細胞不會停止增殖

說到全部的死亡原因中占據第1名、最令人覺得恐懼害怕的疾病，那就是「**癌**」了。

癌，詞彙來源是英文的「**Cancer**」，意思是螃蟹。曾出現在古希臘醫師希波克拉底的著書中，應該是從外表及觸感，以概念上的方式命名的吧。

癌是「**惡性腫瘤**」或「**惡性新生物**」的總稱，也包含所有如肉瘤、白血病及惡性淋巴瘤等疾病。

腫瘤指的是細胞因為某種原因變成塊狀後增殖，惡性的就稱為「癌（惡性腫瘤）」。癌的特徵是「不受身體細胞的控制，自行持續無限增殖」。

還有侵蝕其他內臟器官及組織的「浸潤」，與「轉移」到其他地方繼續增殖的特性。

從上皮以外的組織（非上皮細胞）產生出來的癌稱為「肉瘤」。肉瘤相當地少見，但發病年齡層非常廣，而且全身任何一個部位都有可能出現肉瘤。其他還有像是在造血器官（骨髓、淋巴）發病的癌。這種癌症的區別方式是根據發病部位不同，出現的癌症特性及有效的治療方式都不同的關係。

上皮組織指的是覆蓋著身體表面及消化道等內腔表面的細胞。

但是，在腦中出現的腫瘤，就會稱為「**腦腫瘤**」，慣例上來說，不會說是癌或肉瘤。

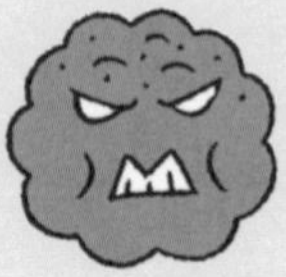

癌是惡性腫瘤的總稱

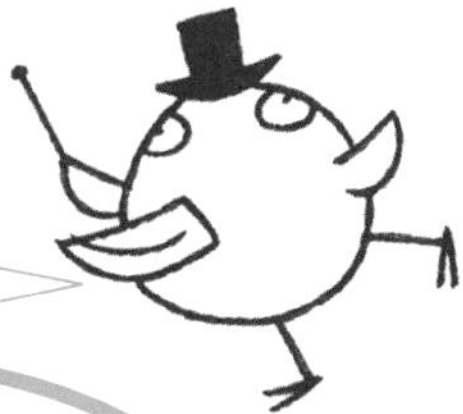

在腦中出現
的腫瘤，不會
稱為癌或肉瘤，
而是稱為
「腦腫瘤」。

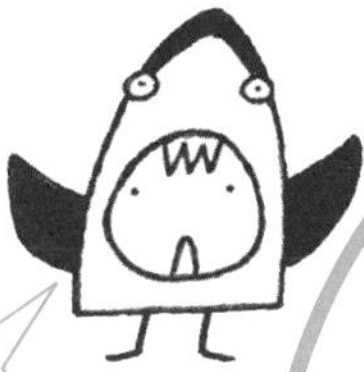

癌，
英文是Cancer
（螃蟹），為何如此命名
有很多種說法，但應該
就是希波克拉底先把
這兩者牽線在一起
的沒錯。

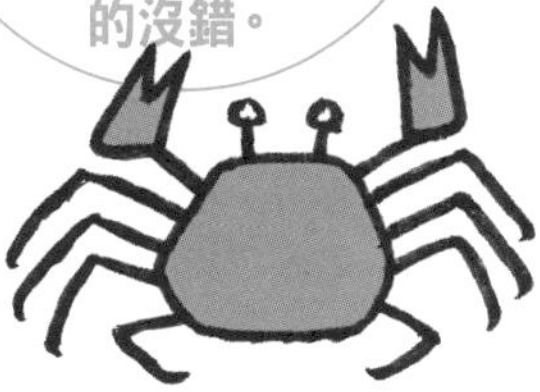

惡性新生物與惡性腫瘤一樣，
都代表「癌」，這個分類是
使用在統計死因上的分類。
英文為neoplasia及neoplasm等，
neo指的是新，plasia為成長，
plasm指的是形成出來的東西，
從這邊可以知道，新出現成長的東西
就是名稱的由來。
用新生物來形容的話，和腫瘤相比，
應該可以說是有更寬廣的疾病概念吧。

癌細胞的特徵

無視細胞凋亡、異常增殖
癌細胞會自行持續增殖，也不會停止。
〔請參閱第32頁〕。

過度消化養分
奪取其他正常組織的養分，讓身體衰弱。

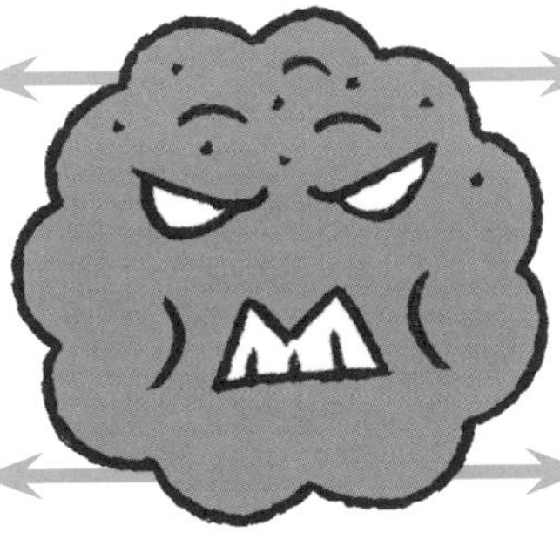

浸潤及轉移
癌細胞會透過就像是把顏色染到別的地方一樣擴張出去的（浸潤），及四散到身體各處的（轉移）這兩種方式擴散。

無限的分裂能力
透過名為端粒酶的酵素的運作，使得細胞得以無限分裂。
（請參閱第38頁）

26 腫瘤是什麼？

良性腫瘤與惡性腫瘤的差別

前面提到過雖然「癌」「惡性腫瘤」「惡性新生物」這3種詞彙的由來都不一樣，但是一般來說，幾乎都代表著同一個意思。腫瘤就跟文字一樣，代表「腫起來的東西（塊）」，由此可推測，這個詞彙的來源應該指的是從外觀就可以看得出來。大部分的癌有一定程度形狀的塊狀物（實質固態實瘤），而**「白血病」是血液細胞異常增殖的疾病**，因為並不會形成細胞的群聚物，所以才稱為「**血癌**」。

另外，**「腫瘤」也分成惡性及良性，在說明「是惡性腫瘤還是良性腫瘤」的時候，就會說「是癌」或者「不是癌」**。

良性腫瘤的特徵，和惡性腫瘤相較，細胞分裂平穩，發育遲緩，分化度高，呈現膨脹性增殖。**從上皮，例如覆蓋氣管內部的腺上皮等細胞中產生出來的腫瘤，全部都稱為「上皮性腫瘤」，如果是良性的話，就會接「瘤」，惡性的話，就會接「癌」**。比如說，由腺細胞轉變而來的良性腫瘤就會稱為「**腺瘤**」，惡性腫瘤的話就會稱為「**腺癌**」。

「非上皮性腫瘤」的種類非常的多，例如骨骼、肌肉組織等，從這些組織轉變而來的腫瘤，**良性就會接「瘤」，惡性就會接「肉瘤」**。例如和良性的「**肌肉瘤**」相對應的「**肌肉肉瘤**」。

關於肝臟組織的部分，幾乎不會有良性的上皮性腫瘤，「肝細胞癌（hepatoma）」是一種由肝細胞轉變過來的癌，90％的肝臟癌都是屬於此種癌，而且每年都有進到日本男性患者死亡率前5名內。骨骼腫瘤中具代表性的「骨性肉瘤」，則是有好發於年輕患者長骨骨幹遠端部位及容易移轉到肺臟的特徵。

良性腫瘤與惡性腫瘤

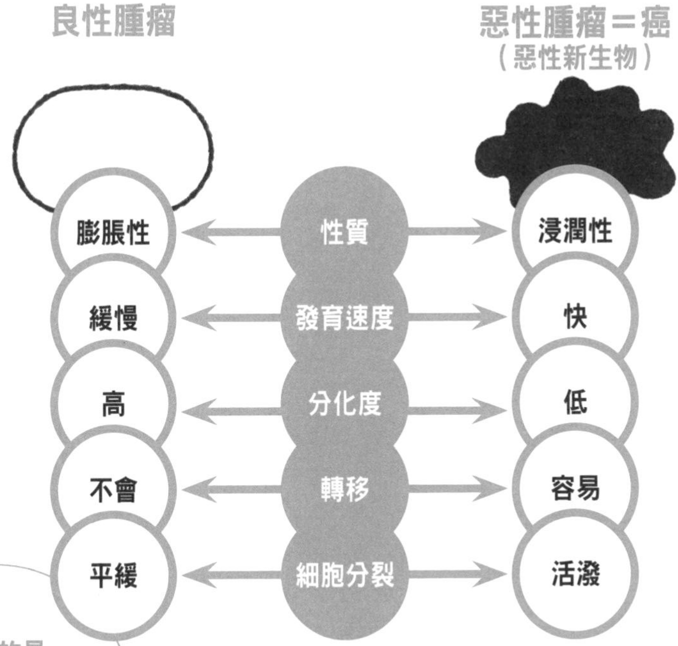

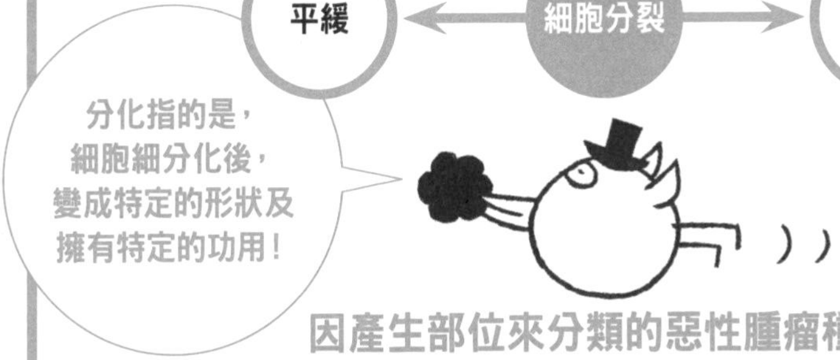

因產生部位來分類的惡性腫瘤種類

從上皮細胞轉變而來

肺癌、胃癌、大腸癌、肝癌、子宮癌及咽頭癌等。

從非上皮細胞轉變而來

骨肉瘤、軟骨肉瘤、尤文氏肉瘤、 脂肪肉瘤、平滑肌肉瘤等。

由造血器官所轉變而來

白血病、惡性淋巴瘤、骨髓瘤等。

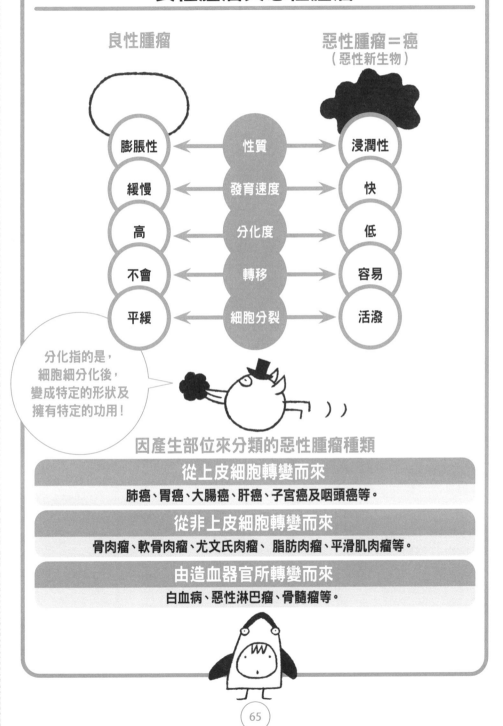

27 為什麼會形成腫瘤？①

由於多種因素，使得細胞持續受到傷害

正常的細胞是重複1個細胞分裂成2個的細胞分裂來增加數量，直到老化後細胞死亡。

但是，當因為抽菸、喝酒、紫外線、飲食習慣、病毒、C型肝炎病毒及遺傳性因素等，**使得細胞的基因受到損害時，雖然細胞還是會持續進行細胞分裂，但是有時候細胞會變成不會死亡，這就是癌細胞。癌細胞會破壞位於周邊的細胞進行擴散（浸潤），及移動到遠處的地方（轉移）**。根據浸潤的程度，區分為「**早期癌**」及「**進行期癌**」。

我們平常在日常生活中每天都會傷害數千個細胞的基因，但這些細胞會因為身體免疫力及自然治癒的能力而被排除，因此就算是細胞的基因受到損害，也不會馬上變成癌。雖然會因為不同種的癌而有所不同，不過一般來說，一個細胞上要產生2～10個基因突變才會變成癌。換言之，是基因突變的累積形成了癌。

一般認為正常細胞要變成癌之前，需要促進癌化的基因出現，或者抑制癌化的基因發生異常，及修復與癌化相關之基因異常的系統失靈等的狀況產生，並互相搭配之後才會癌化。（請參閱第68頁）。**再加上天生的體質、致癌物質及病毒感染等，各種環境因素也會產生影響**。

最一開始轉變成良性腫瘤的那一個母細胞，會成熟轉變成機能分擔明確的細胞。另一方面，惡性腫瘤的外型則會呈現不規則、非常強的異型性。外型上的差異就是判斷癌的惡性程度的基準。

癌的產生、進行的機制

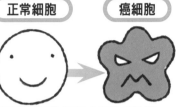

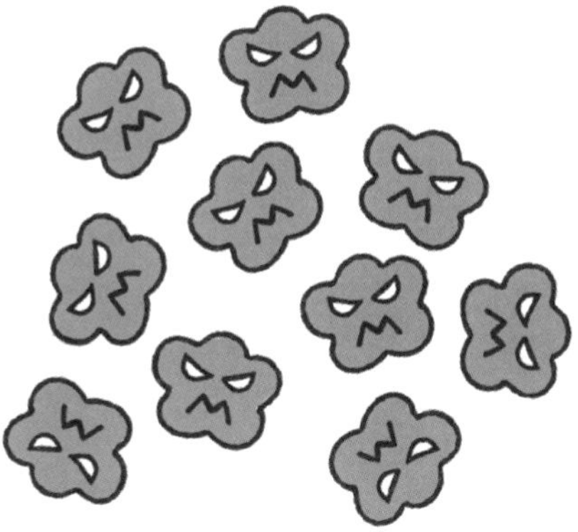

正常細胞　癌細胞

癌是從正常細胞中產生出來的，
異常細胞的集合體。
形成癌之前，必須先累積
許多突變的基因。

據說癌細胞
一天會產生數千個。
＊根據不同的學說，
一天會產生
5千個細胞。

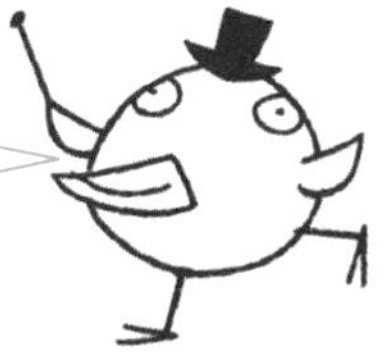

即使有癌細胞，
到發現為止需要
花上10～20年。
活得愈久，當然
癌細胞也會增加。

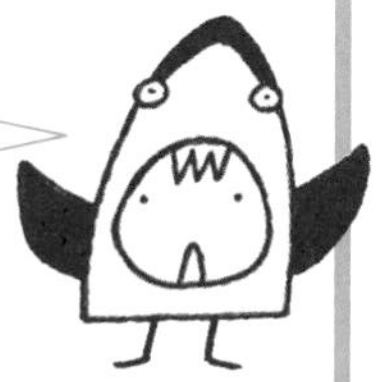

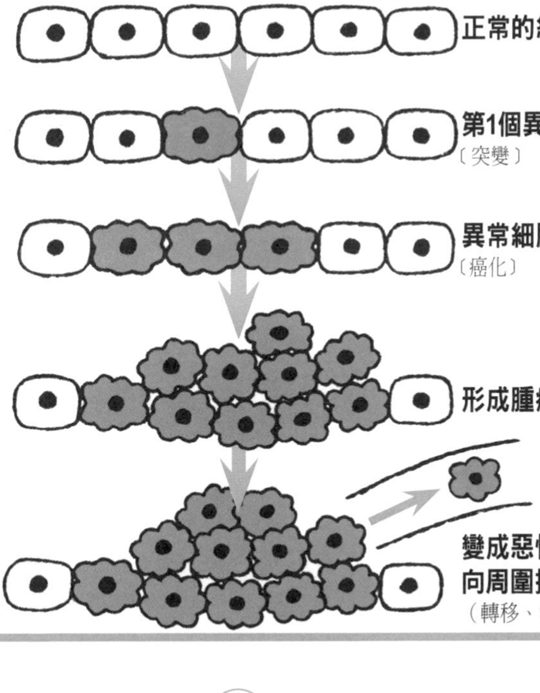

28 為什麼會形成腫瘤？②
重要的是致癌基因和抑癌基因的平衡

正常的細胞中，與癌化有直接關係的基因稱為「**主導基因**（driver gene）」。主導基因又分為促進癌化的「**癌基因**」及抑制癌細胞增殖的「**抑癌基因**」，這兩種基因之間有個非常複雜的關係。

「原癌基因」指的是某個正常的基因產生了構造或機能的突變，變成了引起正常細胞癌化的基因。假設這些癌基因原本就存在於我們的體內，那些就稱為「**原癌基因**」。

另一方面，**抑癌基因則是抑制突變基因的作用，使其正常化的基因。**大致上分為兩種，代理執行機能，及作用於資訊的轉譯，抑制突變基因的表現。因為健康的人是用這種方式巧妙地維持基因的平衡，因此得以抑制癌細胞，也不會讓癌細胞增殖。

但是，當抑制基因的機能低落時，原本應該要發生細胞凋亡（請參照第32頁）**，但卻沒有發生，或是有時候反而會產生比原本預計還要多的細胞凋亡，當沒有辦法除去有害的細胞時，就會變成癌的產生原因。**

另外，當維持生命的回數票「**端粒**（請參閱第38頁）」酵素端粒酶迴避細胞老化時，就會讓癌細胞無限增殖。在癌的產生過程中，因為基因組（請參閱第22頁）會變得不穩定，容易產生突變的緣故，可以知道與誘發癌無關聯的基因也會隨機產生突變。這些基因稱為「**乘客基因**（passenger gene）」。

抑癌基因的機能

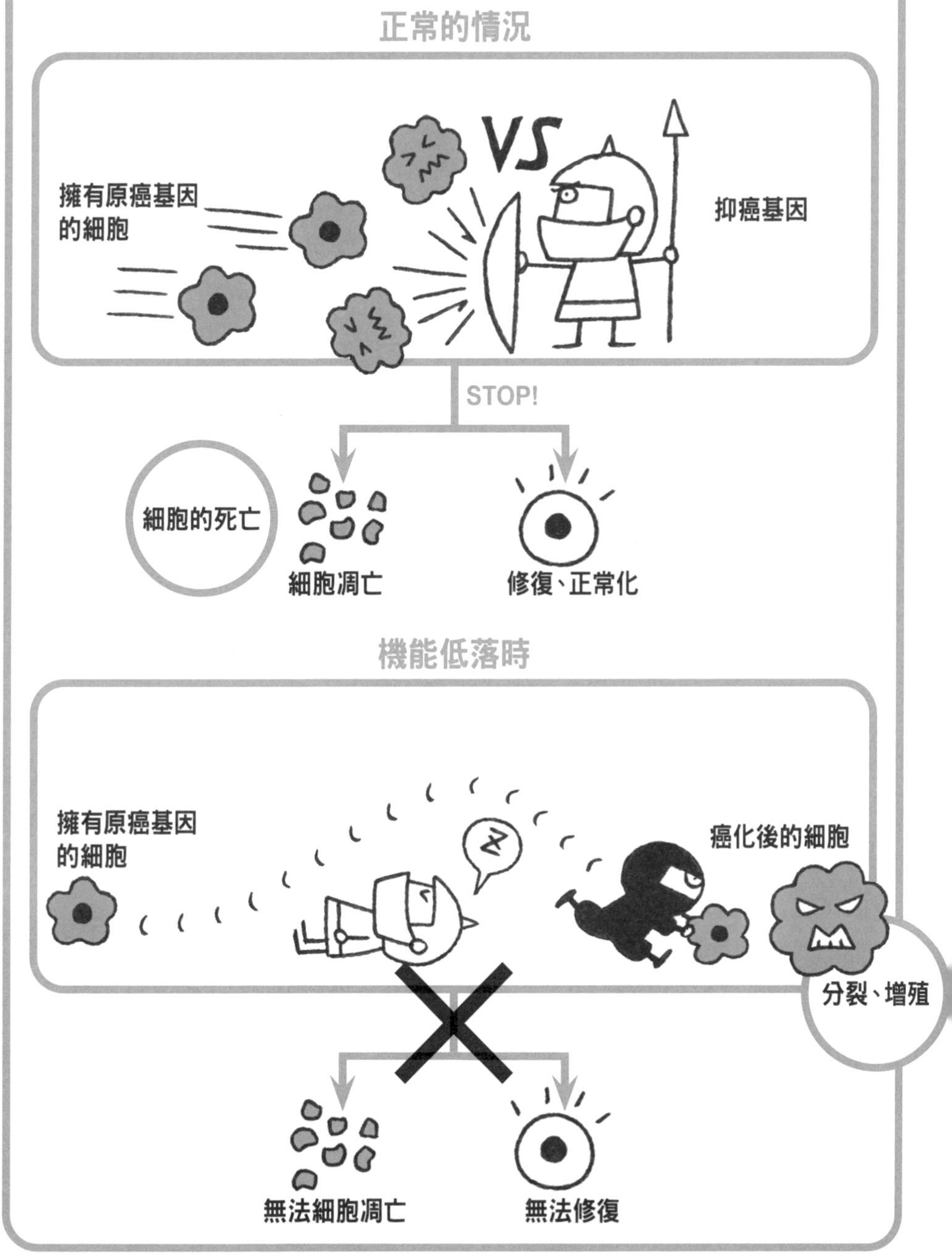
正常的情況
擁有原癌基因的細胞
VS
抑癌基因
STOP!
細胞的死亡
細胞凋亡
修復、正常化
機能低落時
擁有原癌基因的細胞
癌化後的細胞
分裂、增殖
無法細胞凋亡
無法修復

29 身邊的致癌物質

抽菸、喝酒及病毒等有很多危險因素

誘發癌的外在因素有抽菸、喝酒、食物（牛、豬、羊）、化學物質（或稱致癌物質）、環境汙染、病毒及輻射線等。內在因素則有年齡、體格及基因（家族性腫瘤）等非常多種。

從事某些職業的人特別容易罹患的癌稱為「**職業性癌**」。世界上第一個被發現的職業癌，是發現於1775年英國一位打掃煙囪的工人因煤煙所導致的陰囊癌。在日本，職業性癌的首次發現則是在1936年，一位瓦斯爐工所罹患的肺癌。

職業性癌大多是透過直接觸摸誘發癌症的致癌物質，或是處於充滿致癌物質的環境中並吸入體內後發病的。因此，職業性癌多好發在皮膚、肺臟及膀胱等，接觸、吸入及排出致癌物質的路徑上。近年來，日本厚生勞動省已經將好發於印刷公司從業員身上的膽管癌，認定為「職業性膽管癌」。

話說回來，究竟人類是從什麼時候開始為癌所困擾呢？**根據報告指出，世界上最古老的癌，是在南非斯瓦特科蘭斯洞窟中所挖掘出來，約160～180萬年前的古代人類的腳趾上患有「骨肉瘤」。**到目前為止所找到的化石中，找到癌的案例非常的少，因此目前一般認為「骨肉瘤」是古代人類發病的、最古老的癌。因為那時候的飲食生活非常簡單，周圍環境也不像現代社會般受到汙染，即使如此依然罹患癌，因此認為誘發癌症的致癌物質就是在人體的內部。

致癌物質中，分為直接誘發癌的物質，及間接變成癌的物質。間接指的是，本來這個物質在體內受到代謝時轉變成致癌物質，原本應該要使有毒物質去毒化的酵素，反過來製造出致癌物質的情況。抗癌藥劑會與DNA結合之後殺死癌細胞，但有時候也會影響到正常的細胞。**像這種因為抗癌藥劑或是因為放射線治療而導致癌的情況，稱為「第二個原發癌」。**

並不是暴露在某些量的輻射線照射下，就一定會罹患「**輻射線癌**」，因為這是突變的機率問題，因此調查的對象愈多愈正確。

「紫外線」也是一種輻射線，當傷害到DNA時，就有可能變成引發癌的原因。波長較長的UV－A能量較弱，而UV－B則是會讓人皮膚曬紅曬黑及使DNA受到損害，因此也有可能會誘發皮膚癌。

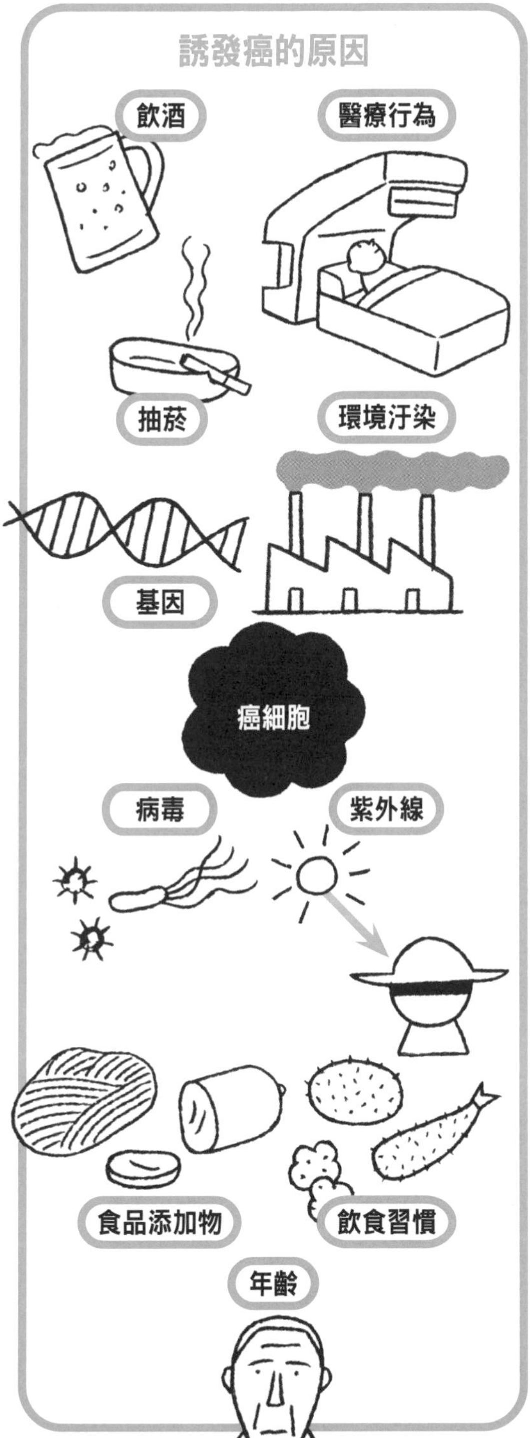

30 癌的分期是什麼？

以數值表示癌症的大小及轉移的狀況

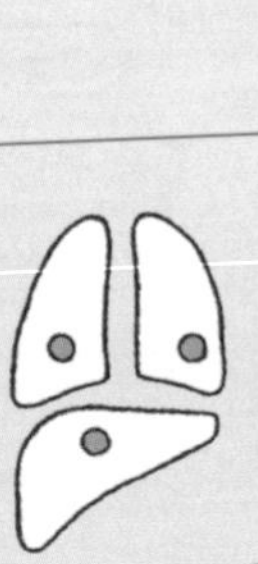

將癌症進行的狀況用階段來分類的方法，稱為「**癌症分期**（cancer staging）」。

基本上是依照癌的大小及擴散程度來分類的，根據內臟器官及組織的不同，分類方式也會有所不同。

其中具有代表性的是國際抗癌聯盟（UICC）所制定的「**TNM分類系統**」。**名稱是由癌的擴散程度及深度（T=tumor）、轉移到淋巴結及擴散程度（N=node）及轉移到其他內臟器官（M=metastasis）的字首組合而成。根據這3種要素的組合搭配，把癌的期數分成第0期～第4期。**愈接近4期，就代表癌的進行狀況愈嚴重。不只是日本，全世界的癌症患者經由TNM分類法所收集而來的各種資料，**除了對術後治療方式的選擇有所幫助外，因為這些資料也會當作是統計資料留存下來，所以對於下一個世代患者的診斷上、選擇當下認為最有效的治療方式時、預測接下來癌症的進行狀況及預後的預測上也能有所幫助。**

但是，因為這個數值資料是包含外觀上的判定，因此一定會有模糊不清的部分。測量凹凸不平的腫瘤時，也會因為測量的位置不同而產生誤差，測量手術切除出來的腫瘤剖面時，也會因為改變測量面，而讓直徑有所變化。因此，在判讀檢體檢查的數據時，必須要隨時意識到這個數據是屬於模糊邏輯層面的數字才行。對於病理醫師來說，分類並不是絕對，而是當作一種重要的參考資料來看待。

即使如此，當總數量增加時，在統計上就可以確認到不會有因偶然所產生出來的差距（顯著性檢定），因此不用擔心會出現沒有根據的結果。

TNM分類系統是？

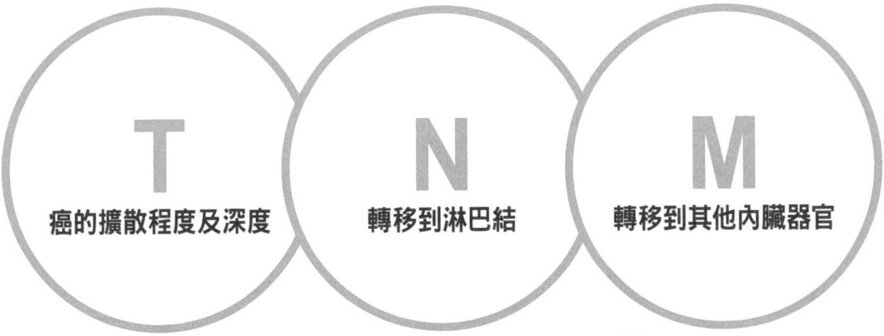
T
癌的擴散程度及深度
N
轉移到淋巴結
M
轉移到其他內臟器官

分別將各個項目數值化，組合起來後判斷目前是哪一期。
代表進行程度的數字愈小，就代表癌維持在小範圍，也可以說是初期症狀。
階段可以當作是癌症治療的判斷指標來使用。

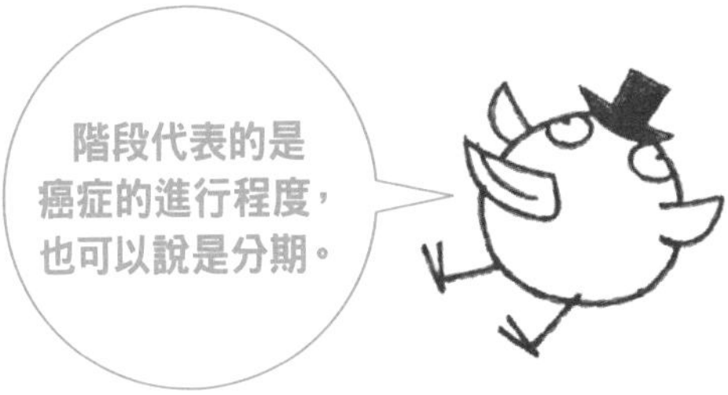

大腸癌的分期範例

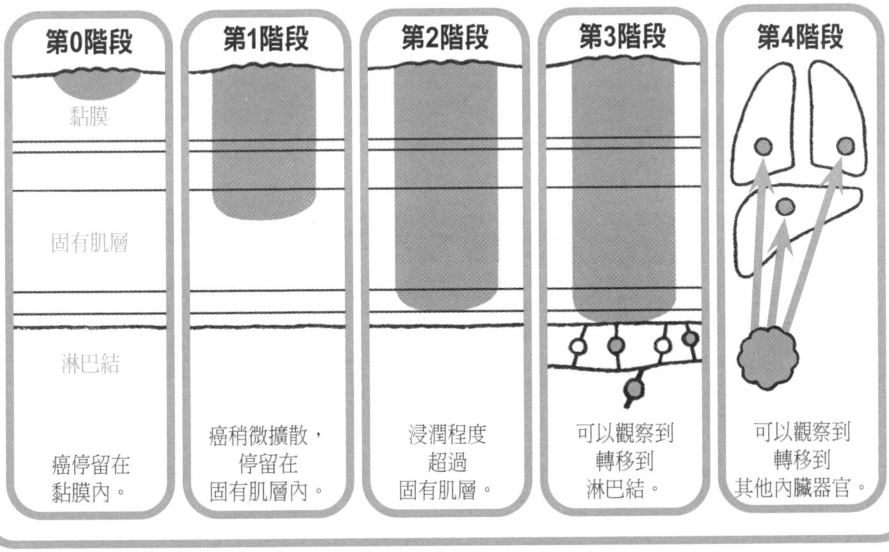

31 癌會遺傳嗎？

女演員安潔莉納裘莉的情況

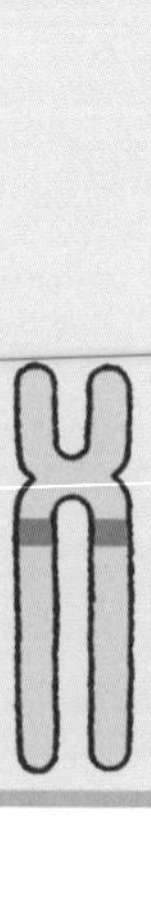

2013年，美國電影女演員安潔莉納裘莉為了預防乳癌，動手術將健康的乳房雙側切除一事引起了話題。

她的母親罹患乳癌並因卵巢癌死亡，祖母則因為罹患卵巢癌過世，甚至連阿姨都死於乳癌。普遍認為這是「**遺傳性乳癌及卵巢癌症候群（HBOC）」，容易罹患遺傳性癌症。人體擁有「BRCA1」及「BRCA2」這兩種可以修復損傷DNA、並製造抑制癌蛋白質的基因，當這些基因產生突變時會導致不穩定，而提高罹癌的可能性。**

兩個都是體染色體，只要有一個產生突變，就會提高罹癌的風險。

根據美國的統計，全體女性中有12%的女性一生中有可能罹患乳癌。另一方面，如果BRCA1產生突變的話，將提升至6成左右，BRCA2產生突變的話，則是有將近5成的女性會在70歲前罹患乳癌。

其對卵巢癌的影響更大，BRCA1突變時會產生約4～9成罹癌風險，BRCA2突變時則近6成左右的女性可能會罹患卵巢癌。

安潔莉納裘莉的情況則和因乳癌過世的阿姨一樣，由於在她的BRCA1基因上發現突變，醫師診斷後判斷有87%的機率會罹患乳癌，而這也是她決定動手術的契機。

進行乳腺切除的手術後，《時代》雜誌上刊登了一篇相當尖銳的文章，指出「乳癌是一種相對可以比較容易早期發現的癌症，若要進行預防性手術的話，是否應該先針對卵巢呢？」過了兩年之後，安潔莉納裘莉收到了疑似初期卵巢癌的檢查報告，進行了切除卵巢及輸卵管的預防性手術。

認知是否會罹癌是因為環境因素或是遺傳性因素是很重要的，但是**一生中，男性可能罹癌的風險為62%，女性為47%，因此，也可以說每兩人就有一人可能會罹患癌症。**

在現在這個可以說是百歲人生的長壽時代中，僅因為親戚罹患癌症，也很難判斷是否有高罹癌機率的「**家族聚集性**」。現在，因為治療方式的種類增加，也變得複雜，再加上已經到了知情同意後，必須要自己決定治療方針的時代了，因此必須事先具備正確的基本醫療知識。

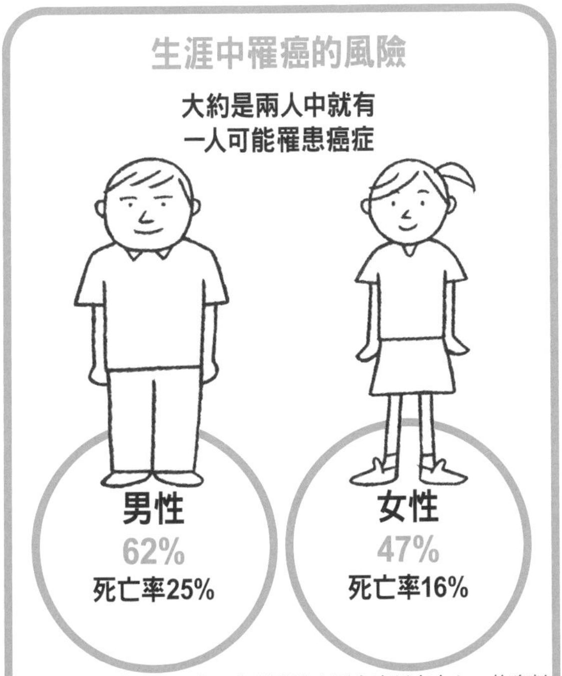
生涯中罹癌的風險
大約是兩人中就有一人可能罹患癌症
男性
62%
死亡率25%
女性
47%
死亡率16%

根據2014年「日本國立研究開發法人國立癌研究中心」的資料

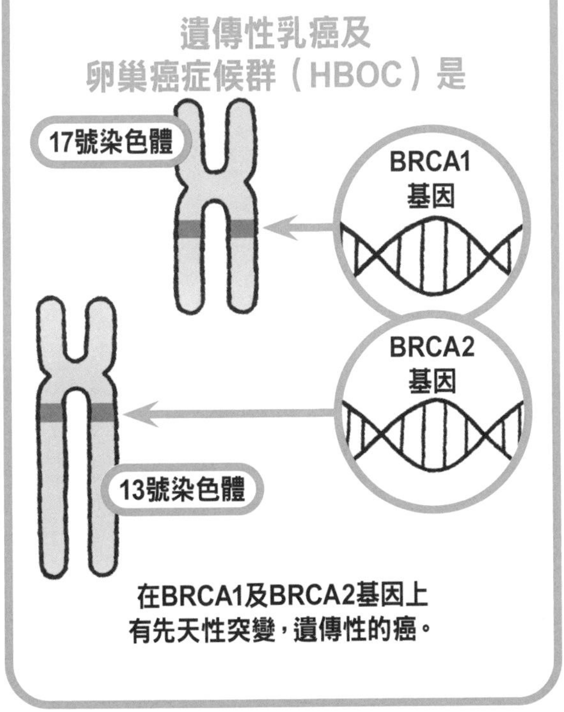
遺傳性乳癌及卵巢癌症候群（HBOC）是
17號染色體
BRCA1
基因
BRCA2
基因
13號染色體
在BRCA1及BRCA2基因上有先天性突變，遺傳性的癌。

32 持續研究中的癌基因組的解析

使用次世代定序的治療法

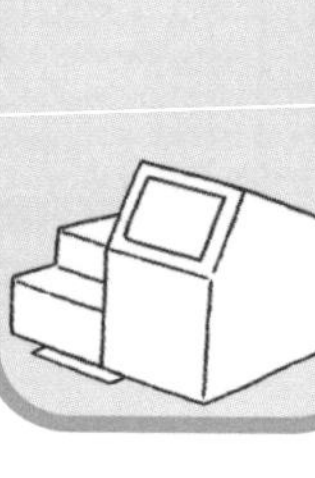

癌的全基因序列，也就是**「癌基因組」，在名為「次世代定序」的新機器開發出來後，可以快速解讀基因的核酸序列，使得癌醫療的研究有了飛躍性的進展。**順帶一提，這台機器最快可以在6天內解讀約1兆個核酸序列（大約等於10人份的人類基因組）。

在癌細胞上可以觀測到非常多突變，在有了次世代定序的開發後，癌細胞突變的狀況也正在逐漸明朗化。那就是，不同種類的惡性腫瘤，突變的數量也可能會不同。

比如說，我們得知與肺癌（約有150個突變）相比，僅約10個基因突變就會發病的急性骨髓性白血病，後者的突變數量相對稀少。一般認為肺癌是因為抽菸使細胞受到損傷而產生突變所引起的。

前面也提到過，惡性腫瘤中的突變，有與發病直接關聯的主導基因及沒有直接關聯的乘客基因（請參照第68頁）。主導基因（Driver）是司機，載運著乘客（Passenger），如同車子的行走方向是由司機主導的一樣，基因的突變也是由主導基因掌握重要的關鍵。

雖然目前還在研究當中，不過在某個論文的報告中指出，主導基因中有3個基因有異常時就會罹癌，另外，也指出原本應該只是乘客的乘客基因，可能與新的突變有關等，期待解析基因組後的研究發展。

主導基因約有200種也是解析基因組後所得到的資訊。

近年來，次世代定序的開發變成很大的契機，**使得以異常基因為標的、根據患者不同找尋不同治療方法的精密醫療「癌基因組醫療」受到相當大的矚目。**

這個治療方式是把在身體檢查或是手術取出的癌細胞組織拿來做次世代定序，進行「panel檢測」來調查與多數跟癌有關係的基因突變，接著把解析的結果給好幾位專家檢討，找尋對基因突變有效果的藥劑，是一種經過臨床實驗執行的「**藥物療法**」。

現在這種治療是有限定資格的，只有罹患原發部位不明癌症，沒有辦法使用標靶治療的患者才能使用這種治療，但現今也適用於日本基因檢測的保險了，之後應該會慢慢進步吧！

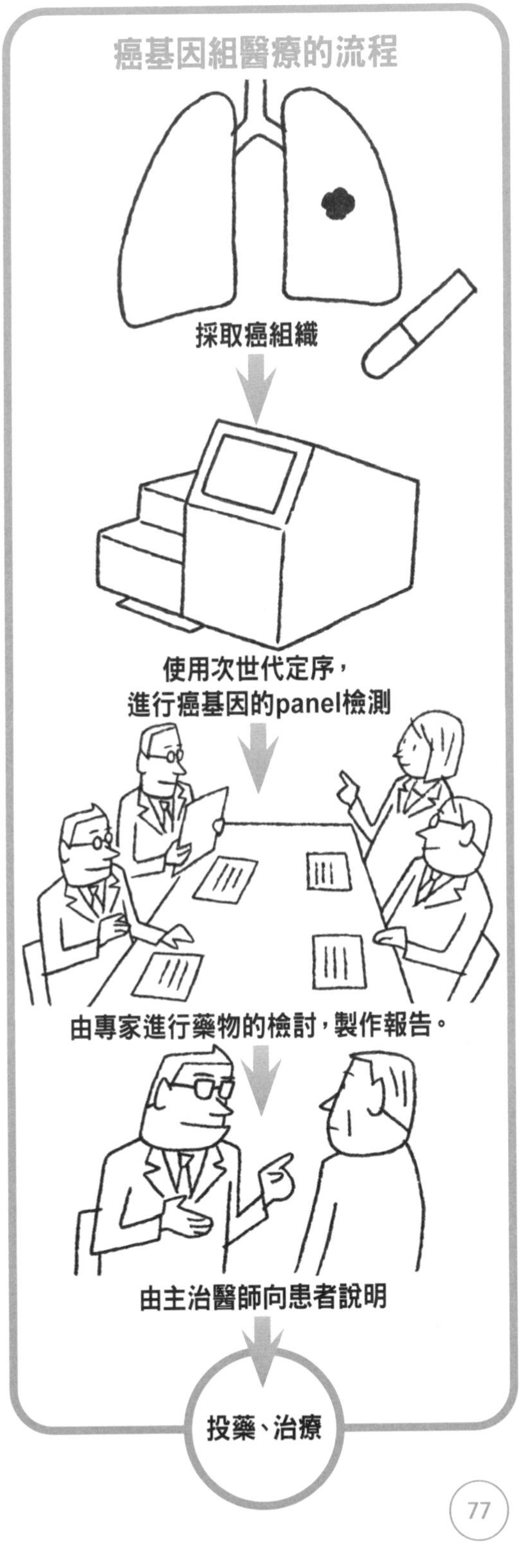
癌基因組醫療的流程
採取癌組織
使用次世代定序，
進行癌基因的panel檢測
由專家進行藥物的檢討，製作報告。
由主治醫師向患者說明
投藥、治療

33 免疫抑制劑歐狄沃是什麼？

諾貝爾生理醫學獎得主本庶佑的發現

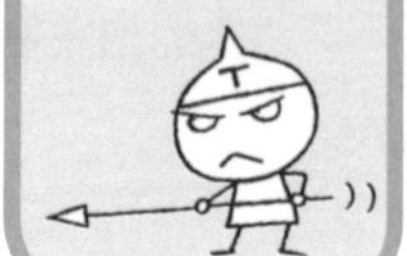

2018年，京都大學特別教授本庶佑與美國德州大學詹姆斯．艾利森一起獲得了諾貝爾生理醫學獎。

得獎理由是，**本庶教授在1992年找出了會對負責攻擊癌細胞的身體免疫系統踩剎車的機制，並且開發了「免疫檢查點抑制劑（泛稱「歐狄沃」，Opdivo）」用來解除那個剎車。**接下來稍微更詳細說明關於歐狄沃的作用吧。

人類的身體中具備了攻擊癌細胞的免疫機能；但是，癌細胞會針對免疫的攻擊，形成一個保護膜，擋住免疫的攻擊，抑制免疫的功用。

另外，同時也具備抑制自體免疫反應的機制。**癌細胞利用這個抑制免疫的機制，讓位於免疫細胞（T細胞）表面的「免疫檢查點」中的「受體（PD－1）」，與被當作「抑制免疫」命令的蛋白質「受體（PD－L1）」結合，藉此發送偽造的訊號好讓癌細胞免於免疫細胞的攻擊。**

也就是說，反過來是不是只要不讓癌細胞與免疫檢查點結合，癌細胞周圍的免疫細胞就會持續攻擊癌細胞，幫我們殺死癌細胞？這種想法促使了「免疫檢查點抑制劑」問世。

因為歐狄沃只是抑制劑，所以不是會直接攻擊癌細胞的藥劑。

但是，只要透過適當投放歐狄沃，就可以只靠自體免疫力來攻擊癌細胞。

過去黑色素瘤等癌症進行之後並無適當治療法，歐狄沃出現後就成為了可選擇的治療方法之一，目前擴大適用於肺癌及胃癌，是備受眾人期待的新藥。

目前雖然能夠治療的癌症種類還有限，不過作為緊接著科學療法後，治療癌的第4種治療方法，仍持續研究發展中。

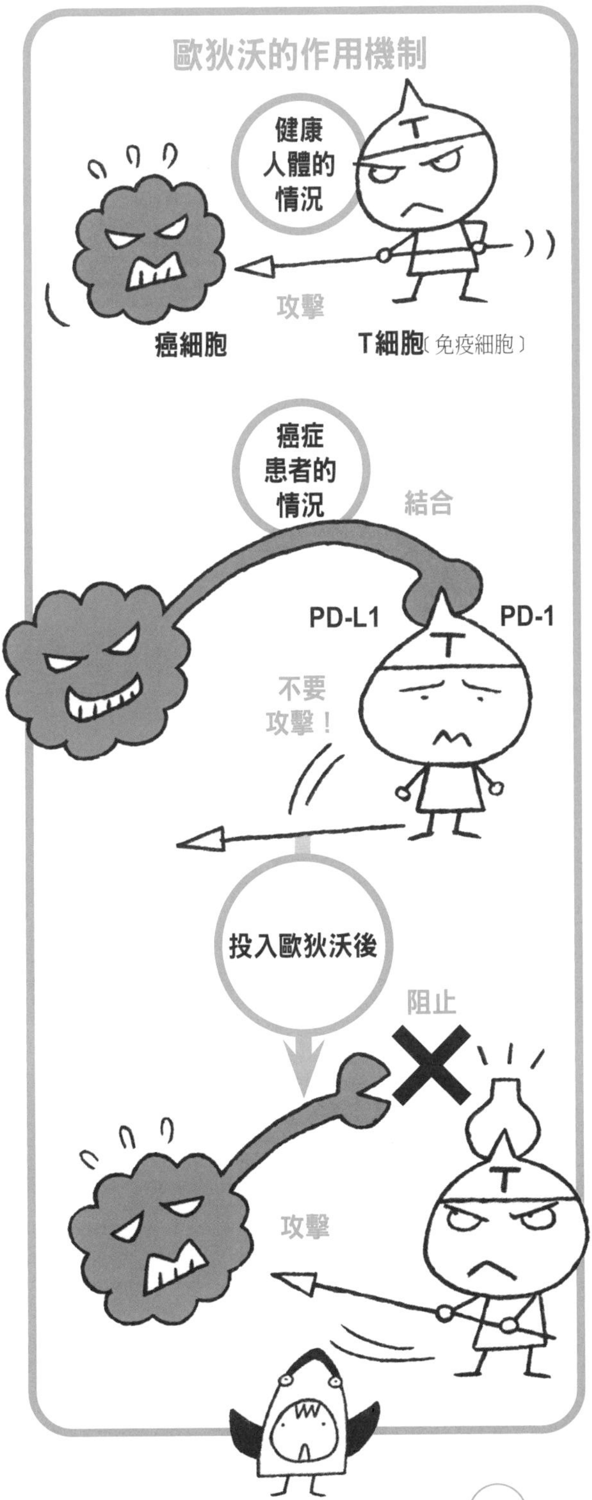

另外，PD－1是Programmed Cell Death「細胞程式死亡」的縮寫，是在1992年由本庶的學生石田靖雅（現任奈良先端科學技術大學院大學副教授）所命名的。

Column

能夠用味道發現癌症的嗅癌犬

很多人都聽過搜救犬和緝毒犬，現在針對味道發現癌症的「嗅癌犬」研究也正在進行中。

在位於千葉縣館山市的「嗅癌犬養成中心」裡，透過踏實的訓練，受過訓練的犬隻嗅出癌症的機率已經達到了將近百分之百。２０１１年，嗅癌犬的論文刊載在英國的醫學雜誌上蔚為話題，已有13個國家正在進行嗅癌犬的實驗及養成。

由於山形縣金山町的女性因胃癌死亡率居日本之冠，因此山形縣與日本醫科大學合作，全日本首次，以２０１７年及２０１８年接受定期健康檢查的民眾為對象，進行了由嗅癌犬執行的免費癌症檢查，藉此希望可以早期發現癌症患者。

目前找出犬隻可以分辨出來的癌特有味道分子的相關研究也正在進行中。

嗅癌犬甚至可以找出未來有癌化可能性的癌前狀態癌。優點是不必接受會伴隨痛苦的檢查，也沒有時間上的限制，費用也相對比較合理，而且還可以輕鬆地接受檢查。再加上早期發現，在治療方式的選擇上也更多元，治癒的可能性相對也提高了不少。

也許有一天，會因為犬隻的嗅覺，而讓癌症檢查有了巨大的變化也說不定。

第5章

各種癌的種類及原因

癌的症狀會因為罹患部位而有所不同。
不管是什麼癌，重要的是早期發現及早期治療。
了解各個部位罹癌後的症狀及原因，加深對癌的認識。

34 在子宮入口產生的子宮頸癌

人類乳突病毒（HPV）的感染

「子宮癌」好發於20～40歲、相對年輕的女性。其中又分成「**子宮體癌**」及「**子宮頸癌**」，子宮體癌就如同別名為子宮內膜癌一樣，是在子宮內膜上產生的。

子宮頸癌是在子宮入口附近的頸部上產生，是一種早期發現相對比較容易治療的癌。罹患初期幾乎沒有症狀，可以觀察到出血量及白帶量的增加。**發病與「人類乳突病毒（HPV）」的感染有相當大的關聯性。HPV是一個因性行為而為人所知的感染病毒。**

人類乳突病毒的種類有一百種以上，其中會變成誘發子宮頸癌的只有大約15種左右，目前已經知道特別是第16型及第18型人類乳突病毒會提高罹癌的風險。**這種類型的病毒也會引起肛門、性器官、口部及喉嚨等咽喉部位的癌症。**

人類乳突病毒是DNA病毒的一種，雙重螺旋構造的其中一位發現者詹姆士・華生就預言了，以引發癌的人類乳突病毒為首的DNA腫瘤病毒研究，應該會對罹癌機制的解析有相當大的影響。

人類乳突病毒擁有E6、E7基因蛋白質，這兩種蛋白質的機能是透過各種機制促進致癌。

但是即使是有高致癌性的人類乳突病毒，也不代表受到感染之後就一定會罹癌。要受到感染之後，再經過某些程度上的突變之後，才會變成癌。

這邊想要先說明一件事情，**子宮頸癌疫苗並不是針對癌的疫苗，而是預防會誘發子宮頸癌的人類乳突病毒感染的疫苗。**因此，其實不應該叫做子宮頸癌疫苗，而應該要叫做人類乳突病毒疫苗才對。目前認

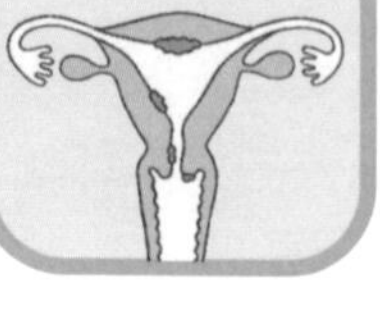

為接種此疫苗之後，可以預防約7成左右的子宮頸癌。

當有一定比例以上的人接種疫苗之後，沒有接種疫苗的人的感染率也會下降，同時也帶有防止感染蔓延的效果，對於整個社會的防衛來說有很大的意義。

在日本，該疫苗從2013年變成定期接種的疫苗之一。但是，因為收到了有一些副作用的報告，因此厚生勞動省現在也採取了不積極推薦接種的政策，截至今日仍持保守態度。**以機率的層面來考量接種的優點及副作用的風險，最終也只能由個人進行判斷是否接種疫苗。**另外，子宮頸癌的出現，與名為雌激素的女性荷爾蒙有關聯。

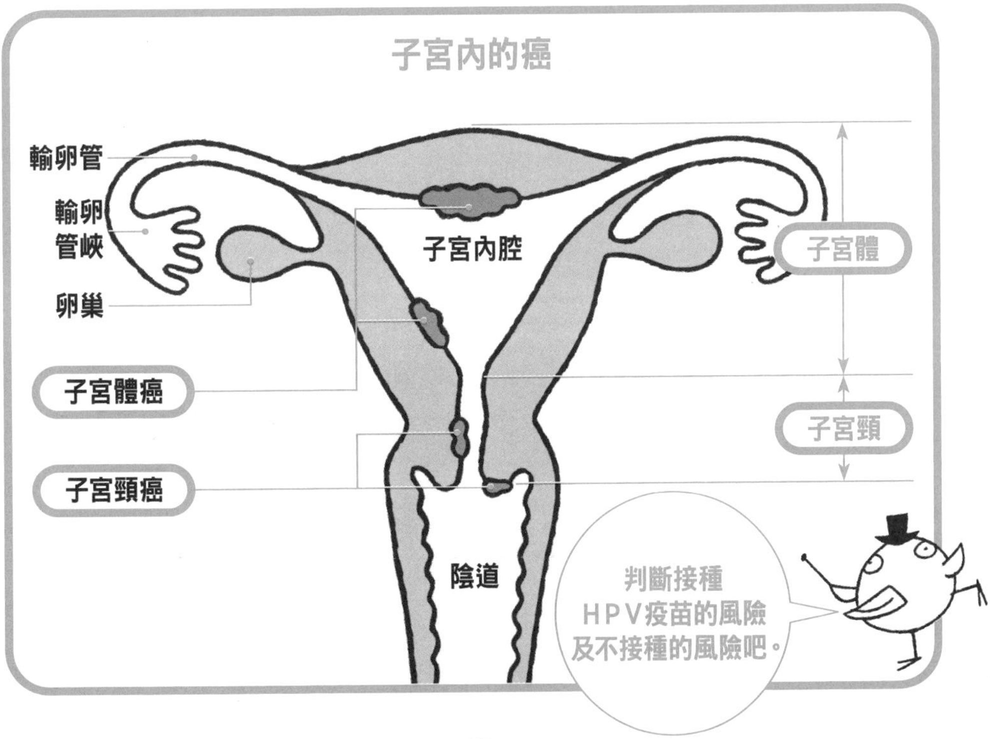

35 乳癌是在乳腺發病的惡性腫瘤

與女性荷爾蒙中的「雌激素」有關

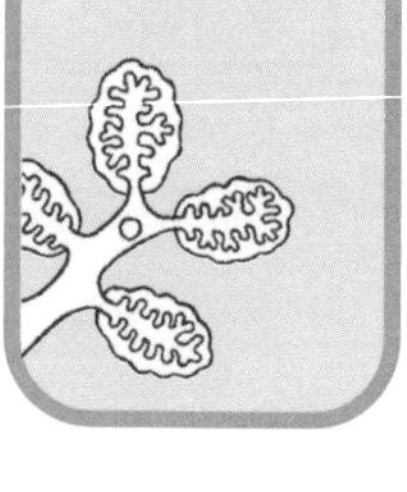

女性罹患率最高的癌就是「**乳癌**」。乳癌是乳腺組織的細胞惡性化形成的，其中又分為「**非浸潤癌**」及「**浸潤癌**」。非浸潤癌是非常早期的癌，因為不會轉移，完全治癒的可能性極大。

女性荷爾蒙「雌激素」對乳癌的產生來說是相當關鍵的因素。也就是說，當雌激素的分泌期間愈長，乳癌的發生機率就愈高。

雌激素是與月經有關係的荷爾蒙，因此會根據「開始月經的年齡（初經年齡）低」「第一次懷孕年齡高」「沒有懷孕、生產經驗」及「停經年齡高」等狀況，使得分泌期間變長，而導致罹癌機率變高。

另外，當有在接受荷爾蒙治療服用雌激素藥品或是口服避孕藥時，因為是人工形成的高雌激素狀態，因此也有可能提高罹患乳癌的機率。**酒精的攝取及肥胖也是誘發乳癌的因素。**

關於癌與遺傳的部分，據說生涯中診斷出癌的機率約為2分之1（根據日本國立癌研究所統計），雖然不能以概括而論方式說明癌的遺傳性，**不過據說罹患乳癌的患者中，約有7～10％的人罹癌原因與遺傳性因素有相當大的關係。乳癌的抑制基因（BRCA1、BRCA2）的突變所引起的**（詳細說明請參閱第74頁）。乳癌首先會先用觸診的方式調查硬塊的大小及是否有淋巴結腫，如果懷疑有罹癌的可能時，就會進行「**乳房攝影術**」的檢查。

乳房的構造與乳癌的發病

女性的乳房

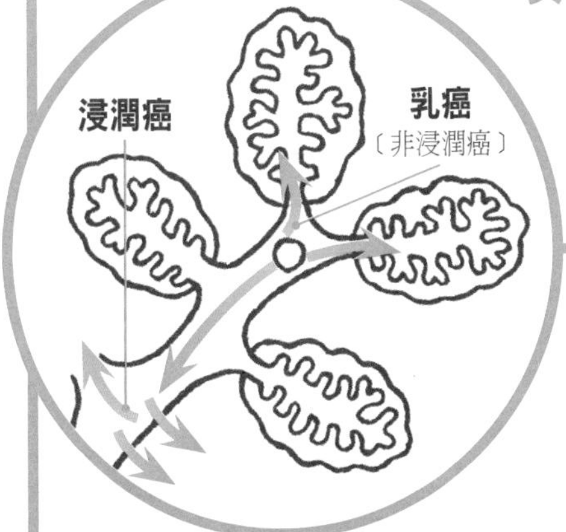

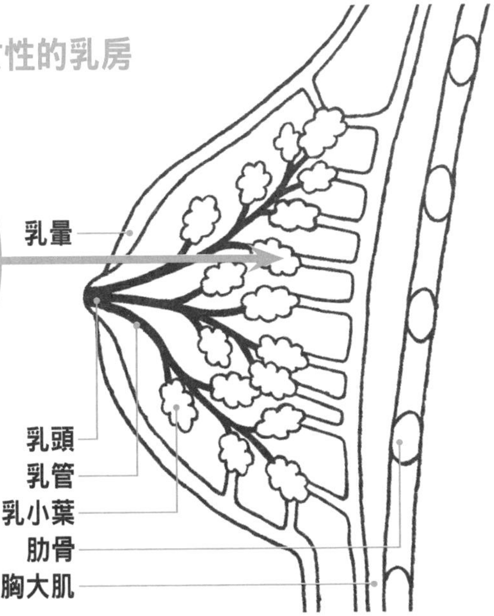

浸潤癌指的是癌細胞會進入到周圍的組織內開始增殖的癌。
非浸潤癌指的是癌細胞不會擴散到乳管以外組織的癌。

容易罹患乳癌的人

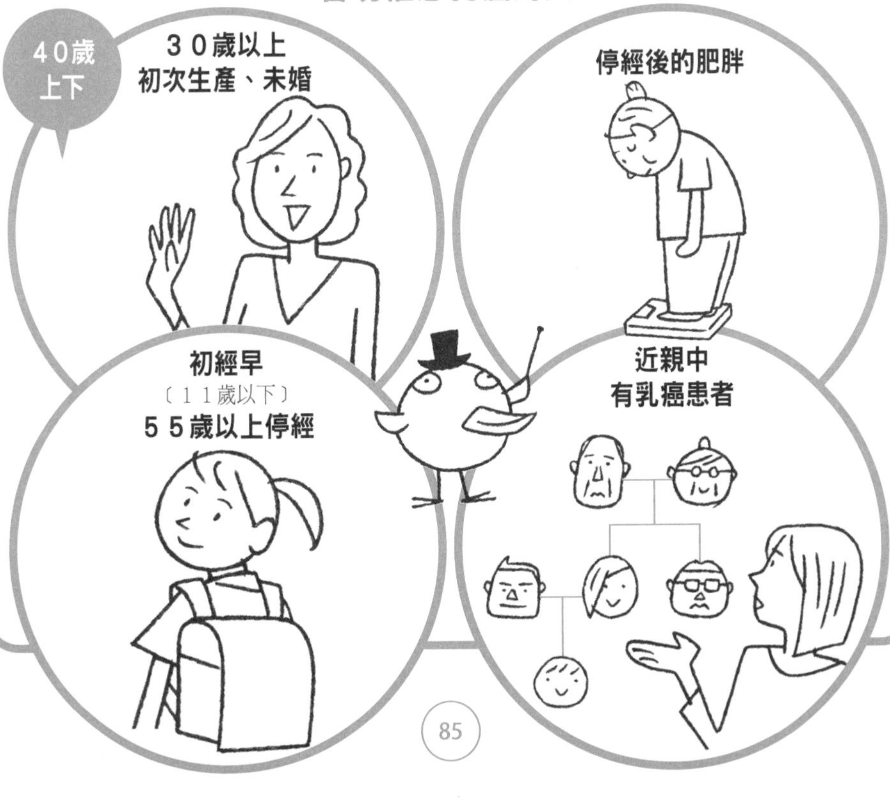
40歲上下
30歲以上
初次生產、未婚
停經後的肥胖
初經早
〔11歲以下〕
55歲以上停經
近親中
有乳癌患者

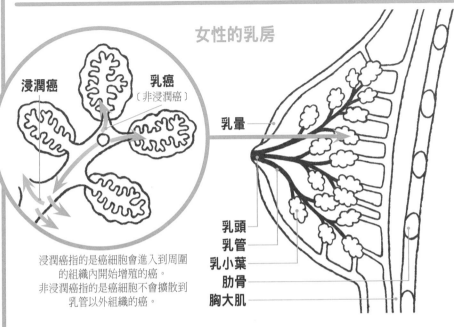

36 男性罹癌機率第1名的肺癌

抽菸和二手菸是很大的因素

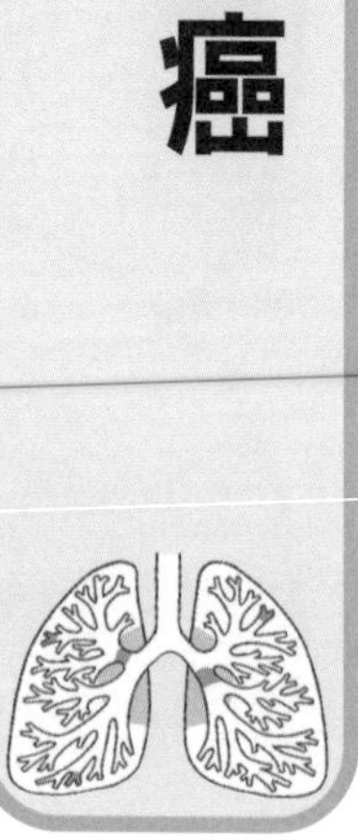

在日本，因罹癌死亡的死者數量超過了其他疾病及原因，達到了第1名，在2017年約有37萬人因癌死亡（日本國立癌中心統計）。

其中，特別是肺癌的罹癌率，男性為第1名，女性為第3名。

肺癌是肺細胞中的基因受損時，產生突變時會引起的癌症。**基因受損的原因有很多種，具代表性的有「抽菸及二手菸」、鋁、砷及石綿等。**

二手菸指的是周圍的人吸到抽菸者吸的菸，特別是副流菸（菸點火之後放置時會產生出來的菸）中含有大量有害物質。

因天生帶有受損基因而致癌的人非常少見。

肺癌早期幾乎沒有症狀，但進行之後就會在呼吸器官開始出現咳嗽、痰、血痰、發燒、呼吸困難及胸痛等症狀。但是，因為這些症狀並不是肺癌獨有，因此非常難與其他呼吸器官疾病做區分。

抽菸的人與不抽菸的人相比，罹癌的機率男性約4～5倍，女性則將近3倍。如果加上不抽菸，卻受害於二手菸的人的話，數字會更加可觀。

抽菸不只會引起肺癌，還會變成各種癌的誘因。

以組織型態來分類肺癌的話，可以分成「小細胞癌」和「非小細胞癌」這兩種。肺癌中約85%是非小細胞癌，其中又可以分為「腺癌」「扁平上皮細胞癌」及「大細胞癌」，其中最多的是腺癌。

以肺癌的發病部位來分類的話，可以分成「**肺門部位**」及「**肺野部位**」。肺門部位指的是肺臟入口處的粗支氣管，發病的癌多是扁平上皮細胞癌；肺野部位則是從支氣管末端到肺臟深處有肺泡的部位為止，發病的癌大多是腺癌。**肺野部位的腺癌是好發於女性的肺癌，不容易有症狀，肺門部位的扁平上皮細胞癌及小細胞癌一般來說與抽菸有很大的關聯性，小細胞癌也容易轉移。**

還有，肺野部位的大細胞癌也有快速增殖的傾向。

肺癌的治療中，除了手術、服用抗癌藥物及放射治療外，還有第4種治療法「免疫檢查點抑制劑（請參閱第78頁）」目前也受到相當大的矚目。

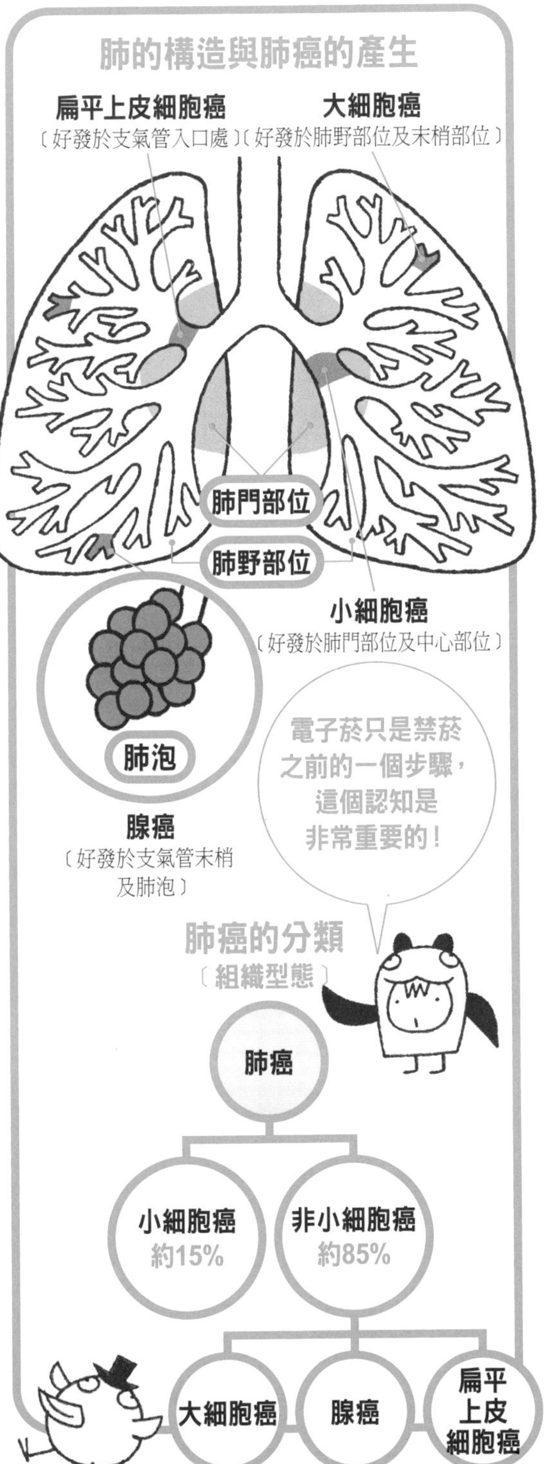

37 胃癌的原因是來自於幽門螺旋桿菌的感染

感染來源是飲水和食物

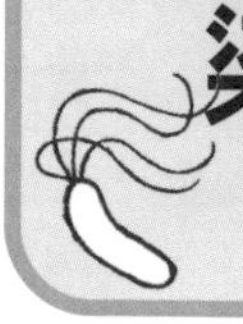

胃癌是覆蓋胃壁的黏膜細胞因為某些原因變成癌細胞，並且開始增加後所引發的。**這個變化與「幽門螺旋桿菌」有相當大的關係。**世界衛生組織（WHO）的外部組織**國際癌症研究機構（IARC）**將致癌風險分成5個階段。1類致癌物「對人來說有致癌性」是擁有最強致癌性的類別。例如B型肝炎病毒、C型肝炎病毒、人類乳突病毒的感染、黃麴毒素、某一部分的抗癌藥劑及輻射線等都是1類致癌物，而幽門螺旋桿菌的感染在1994年也被歸類到了1類致癌物。

幽門螺旋桿菌是一種住在人類胃中的細菌，透過名為脲酶的酵素在胃中產生氨，當長時間處於胃中時，會傷到胃黏膜的表面，導致慢性胃炎、十二指腸潰瘍或是胃癌。幽門螺旋桿菌會在幼童時期（5歲以下的幼兒期）感染到，只要受到感染，大部分的時候，沒有殺菌的話就沒有辦法去除幽門螺旋桿菌。

幽門螺旋桿菌的感染原因大多是因為透過飲水或食物，從口中進入到人體感染的。不過，現在很多人都知道幽門螺旋桿菌是可以被殺死的。一般來說，都會服用兩種可以阻止幽門螺旋桿菌等微生物成長的抗生素，及三種為了要讓抗生素完整作用抑制胃酸酸性的藥物。透過服藥，罹患胃癌的機率可以說是大幅下降了。2014年，IARC亦推薦透過殺死幽門螺旋桿菌來預防胃癌。

幽門螺旋桿菌的感染來源

幽門螺旋桿菌會住在覆蓋胃部表層的黏液中，
與胃潰瘍和胃癌的發病有關。

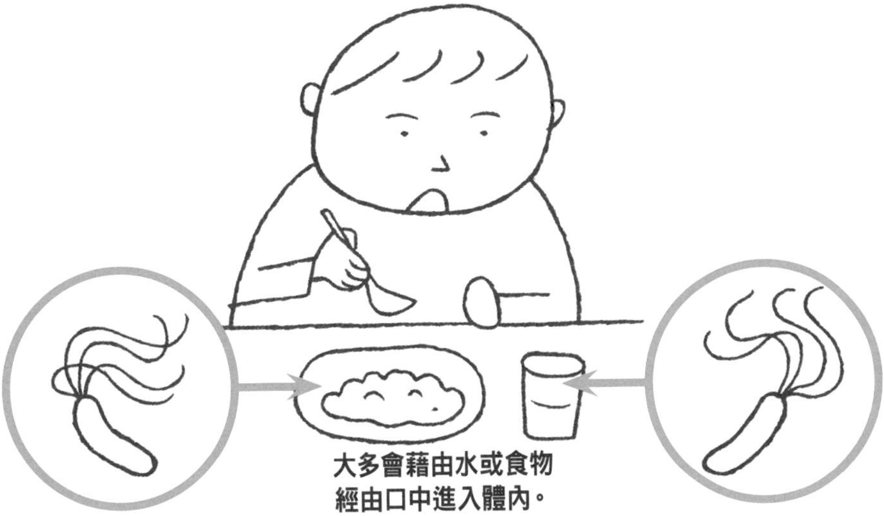

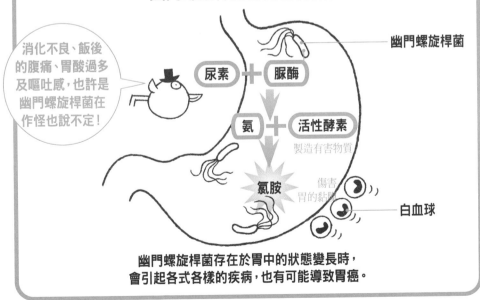

大多會藉由水或食物
經由口中進入體內。
多發生在5歲以下的幼童身上。

幽門螺旋桿菌會傷害胃黏膜

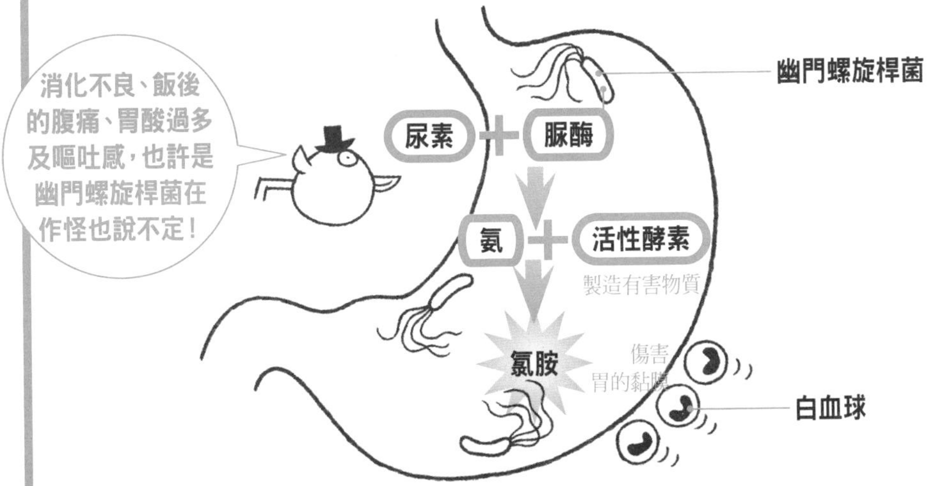

幽門螺旋桿菌存在於胃中的狀態變長時，
會引起各式各樣的疾病，也有可能導致胃癌。

38 肝細胞癌與肝炎病毒

必須進行生活習慣病預防等身體健康管理

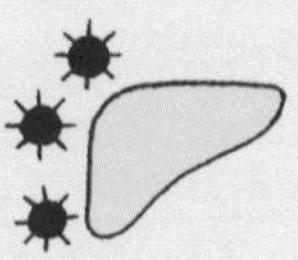

肝臟的癌中，有肝臟細胞癌化之後產生的「**肝細胞癌**」，及從肝臟內的膽管中產生出的「**膽管細胞癌**（肝內膽管癌）」。肝臟的癌症絕大部分都是肝細胞癌，也是我們一般泛稱的「肝癌」。即使日本的肝癌死者數量有稍微減少的傾向，一年中仍會有約3萬人死於肝癌，是死亡人數最多的惡性腫瘤，此外，也有好發於男性的傾向。

肝臟被稱為「沉默的器官」，癌症初期幾乎沒有自覺症狀。當癌症進行之後，會在腹部出現腫塊、壓迫感及疼痛，也會有黃疸症狀。

誘發肝細胞癌的主要因素是「**B型肝炎病毒**」或是「**C型肝炎病毒**」，但這兩種病毒中都沒有與致癌直接關係的基因。

肝臟的再生能力非常強，即使如此，病毒引起的炎症會在積年累月下變成「**肝炎**」。**肝炎持續6個月後，就會變成慢性肝炎，而且還有可能進展成肝硬化或是肝癌等疾病。**早期發現、早期治療是非常重要的。但有時候還是會出現不知名的感染，因此建議定期接受血液檢查。

除了病毒感染以外的因素，還有大量飲酒、抽菸、飲食中的黃麴毒素（生長在花生等食物上的黴菌所產生的一種毒素）**及糖尿病等。**

特別是最近，主要因素是無伴隨肝炎病毒的脂肪肝而導致罹癌的肝細胞癌患者也正在增加。**改善致發癌症的生活習慣病及肥胖，減少累積在肝臟中的中性脂肪是最重要的事情。**

肝癌的原因

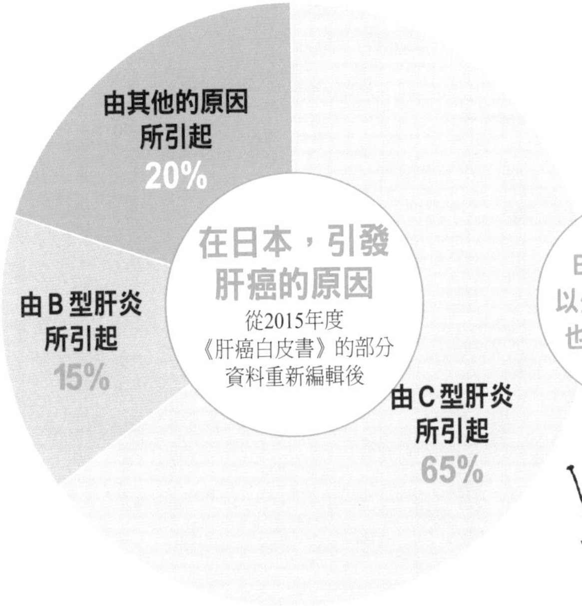

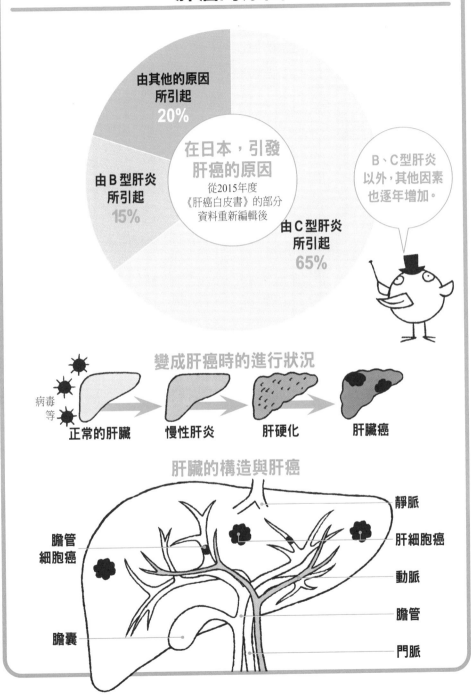

變成肝癌時的進行狀況

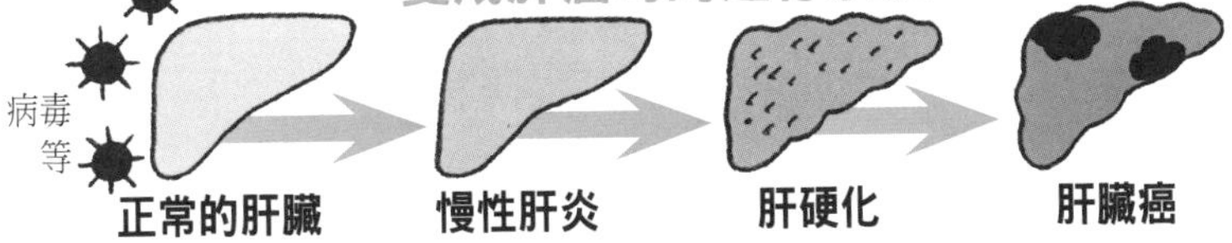

肝臟的構造與肝癌

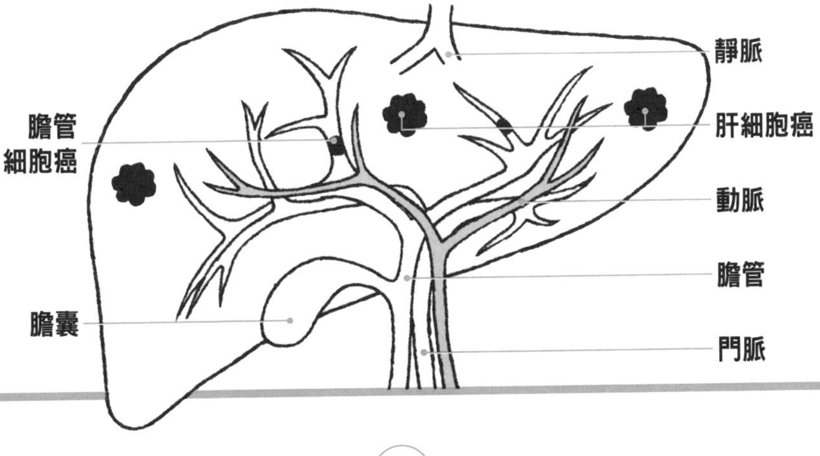

39 喝酒與肝癌之間的關係

毒性強的「乙醛」會傷害DNA

肝臟會儲存運送過來的養分，同時也是代謝的中樞，在這邊會進行毒物及藥物的處理（解毒作用）。肝臟還是一個會分泌膽汁來幫助消化、再生能力非常強的內臟器官。

大家都知道喝酒對肝不好，大量飲酒的習慣是導致「**肝硬化**」的原因，其實也有很多肝硬化進行之後轉變成肝癌的例子，因此飲酒也被認為是誘發肝癌的重要因素。

目前還沒完全明確理解酒精的致癌性，**但是當身體攝取酒精之後，酒精會以具有致癌性的「乙醇」及「乙酸」的順序被代謝掉。目前認為此一反應會損害細胞內部的DNA，妨礙損傷的修復而誘發癌症。**

特別是日本人酒量很差，意思就是很多人體內分解酒精代謝產物乙醇的酵素能力不足，因此喝酒對肝臟的影響也與歐美人士殊異。**宿醉就是肝臟沒有完全處理好乙醇後所引起的現象。**

常在健康檢查中聽到醫生說：「你的γGTP值高，請控制飲酒量。」γGTP是由膽管所製造出來的酵素，和肝細胞製造出來的GOT一起稱為「**轉氨酶**」。這個酵素在肝臟的作用與代謝有關聯，當肝細胞被破壞時，會流到血液中，因此測量血液中轉氨酶的量可以調查肝臟的機能。

也就是說，當兩者的數值都很高時，就代表著肝細胞正慢性地持續被破壞中。

分解酒精的機制

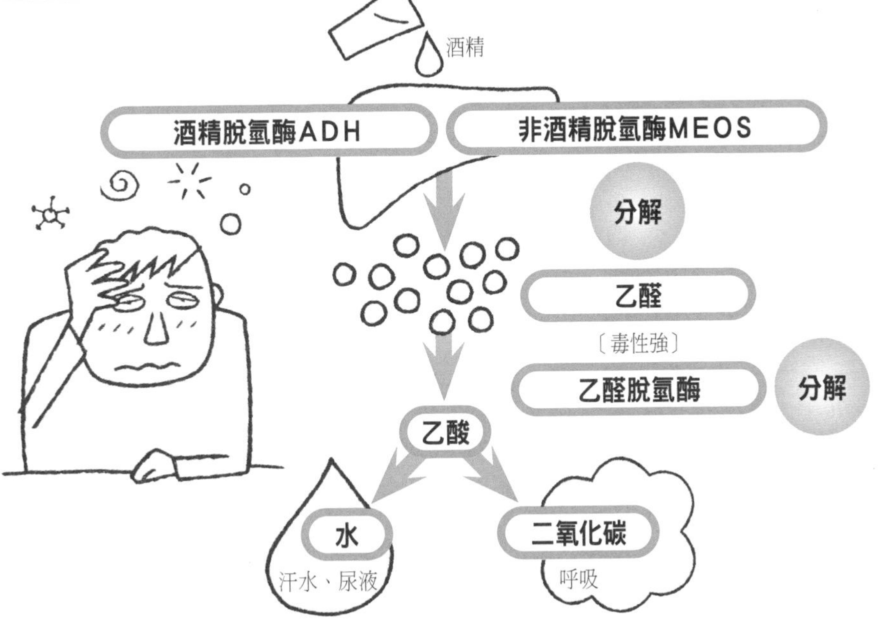

適量的飲酒量是？

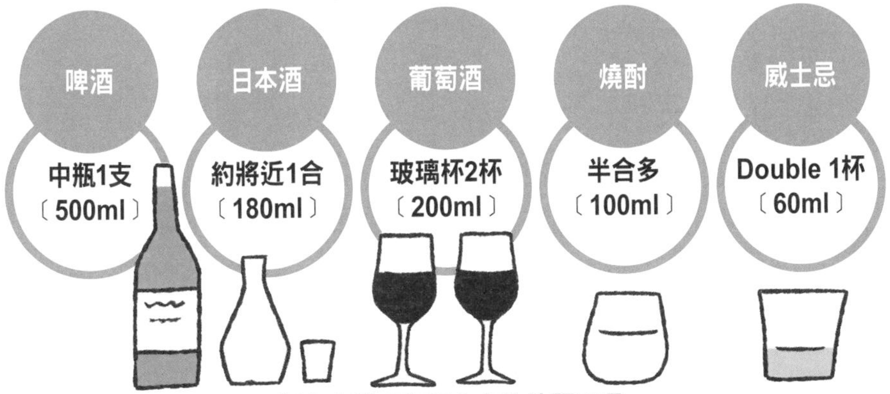

1週內安排1到2天左右的休肝日吧。

很多人認為酒精
只對罹患肝癌有影響，
但其實也會提高罹患
其他癌症的風險！

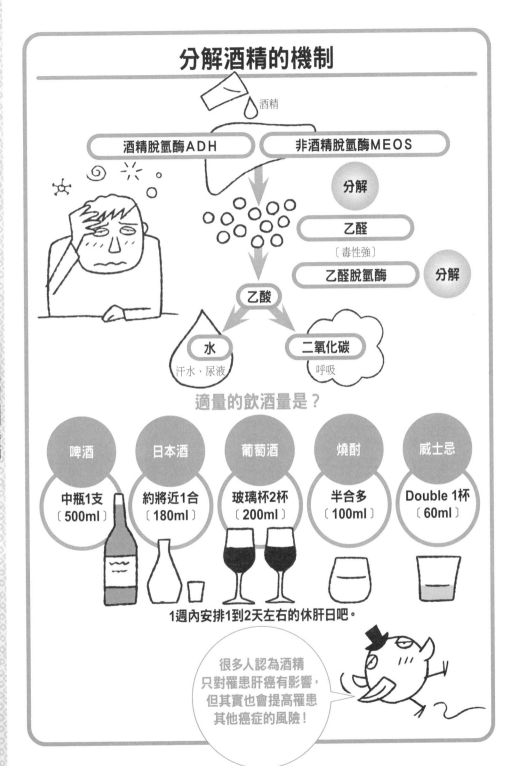

40 食道癌與逆流性食道炎的關係

食道黏膜的炎症與食道癌有關聯

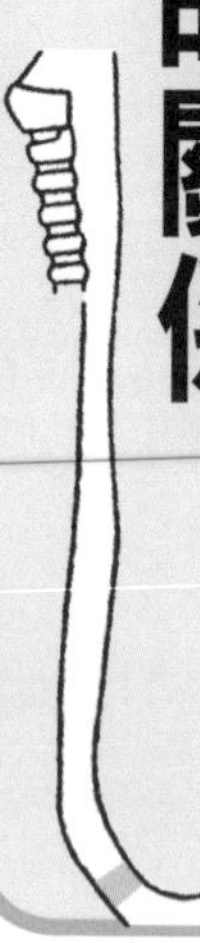

食道是連接喉嚨與胃的管狀器官，其中依照部位由上而下分別稱為頸部食道、胸部食道及腹部食道。

食道癌好發於高年男性，每年每10萬人中約有17・9人會罹患食道癌。**日本人罹患的食道癌中，約有一半是在食道的中央附近產生，其他大部分會是在食道的下部位出現。食道癌是在覆蓋食道內部的黏膜表面上形成**，有時候會同時出現好幾個。

當食道癌變大時，會往深層（外側）擴散出去，會直接往氣管、大動脈等周圍的器官擴散出去（浸潤）。也會隨著食道的淋巴液往大範圍的區域如頸部、胸部及腹部等地方，或是隨著血液往肺臟、肝臟等內臟器官轉移。

食道癌幾乎沒有初期的自覺症狀，但會出現吞嚥時胸腔有異物感、咳嗽、聲音沙啞及體重減少等症狀。大多數例子都是癌症進行之後，開始出現難以吞嚥的症狀後才會去醫院。**主要的癌症誘因是抽菸及喝酒。日本人之所以好發扁平上皮細胞癌，一般認為是與抽菸及喝酒有很強的關聯性。**

喝酒後會在體內產生乙醛，這同時也是致癌物質，有報告指出天生與分解乙醛相關的酵素活性較弱的人，罹患食道癌的風險也比較高。

同時有抽菸和喝酒習慣的人，罹患食道癌的風險也比其他人要來得高。

胃的內容物，包含胃酸逆流到食道內的症狀稱為「胃食道逆流症」，根據病症及黏膜的狀態又分為「**逆流性食道炎**」及「**非糜爛性胃食道逆流症**」。

逆流性食道炎有胸部灼燒感及胃酸逆流上來的

打嗝等症狀，是一種罹患機率相當高的疾患。透過內視鏡檢查，可以在食道黏膜上觀察到糜爛及潰瘍等異常的病變。

非糜爛性胃食道逆流症指的是，一樣有胸部灼燒感、打嗝等症狀，用內視鏡檢查食道黏膜時，卻沒有發現糜爛或是潰瘍的疾病。

不管是哪一個疾病，原因都在於胃酸對黏膜的刺激。**食道的黏膜與胃部的黏膜不一樣，沒有辦法保護自己免於胃酸刺激的機制，因此被胃酸侵蝕之後會產生炎症，轉變成巴瑞特氏食道，有可能會變成名為「巴瑞特氏腺癌」的食道癌。**

治療的部分，會服用抑制胃酸分泌的藥物，但同時也要禁菸、適度飲酒及改善生活習慣。

另外，因為攝取油膩的食物也會促進胃酸分泌，因此也推薦低脂飲食。

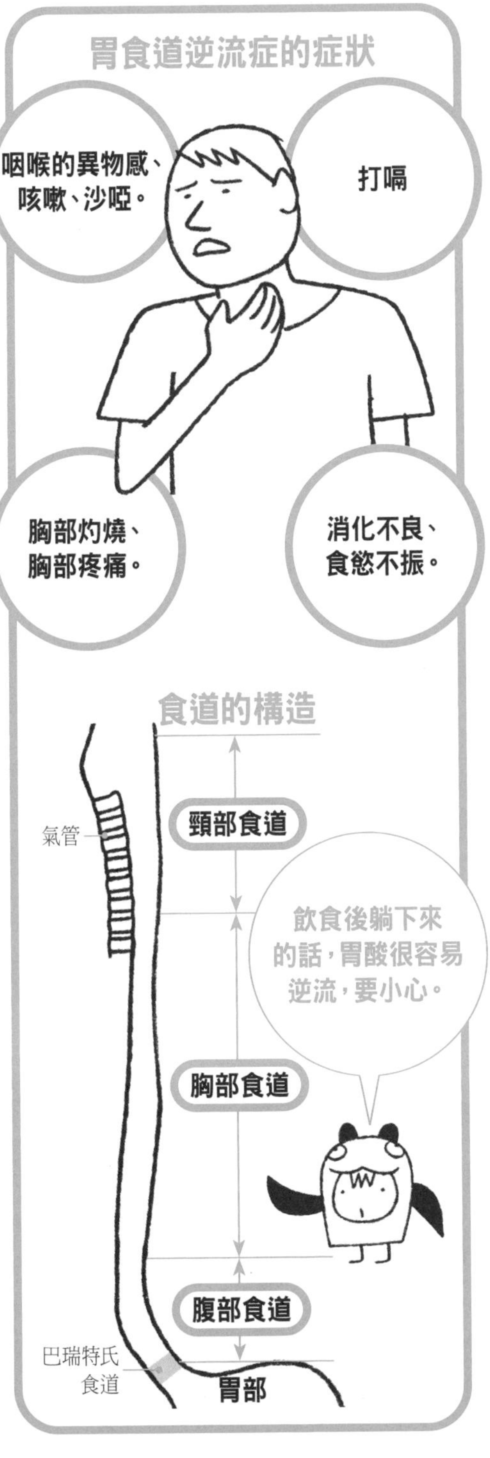

41 沒什麼初期症狀的大腸癌

要小心血便、便血及貧血等症狀

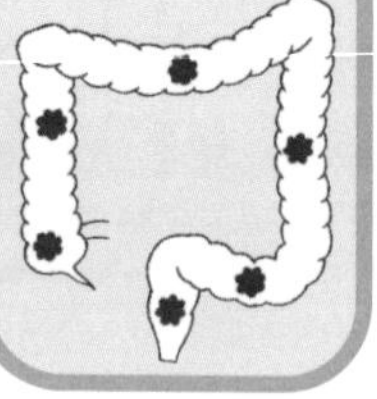

大腸癌又分為「直腸癌」及「結腸癌」，一半以上都是直腸癌。結腸癌特別好發在乙狀結腸。據說日本人容易在乙狀結腸及直腸出現癌症。

大腸癌產生的過程有兩種，一種是從良性的腺瘤性息肉癌化轉變而來，另一種是從正常黏膜直接產生出來；從黏膜中產生出來的大腸癌有可能會轉移到肝臟及肺臟。

大腸癌早期的階段幾乎沒有自覺症狀，但是當癌症進行之後，就會出現相當多的症狀，例如**血便、便血（指的是因大腸出血，導致糞便呈現紅黑色，或是糞便表面沾有血液）、反覆下痢及便祕、糞便變細、殘便感、腹部膨脹感、腹痛、貧血及體重減輕等。**

在罹癌年齡的部分，年紀愈高罹癌率就會變得愈高，每年每10萬人中約有103人會罹癌。有好發於男性的傾向。死亡數則僅次於肺癌，為第2名。

罹癌因素的部分，則認為與家族有所關聯，如家族性大腸息肉症等，則是會好發在近親。另外，也有報告指出與生活習慣有關聯，攝取過量的牛、豬及羊肉等紅肉，或是培根、火腿、香腸等食品，喝酒及抽菸也都會提高罹癌的風險。**因為幾乎沒有初期症狀，因此是一種需要注意早期發現的癌症。**

健康檢查中的糞便潛血檢查，意思是調查糞便中有沒有因大腸癌或息肉等疾患導致出血後的血液存在。因為癌引起的出血都是屬於會間隔一段時間的間歇性出血，因此通常都必須要採取兩天的糞便進行檢查。

大腸與大腸癌

大腸癌的產生路徑

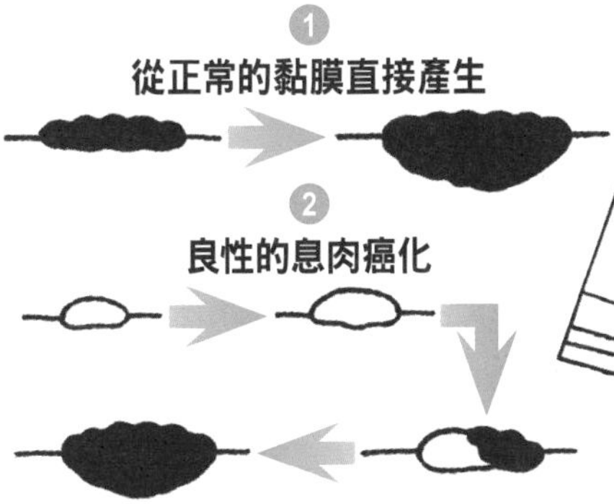

大腸壁的構造

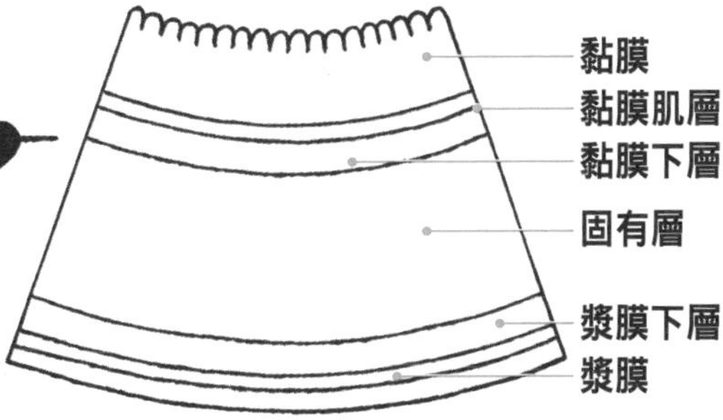

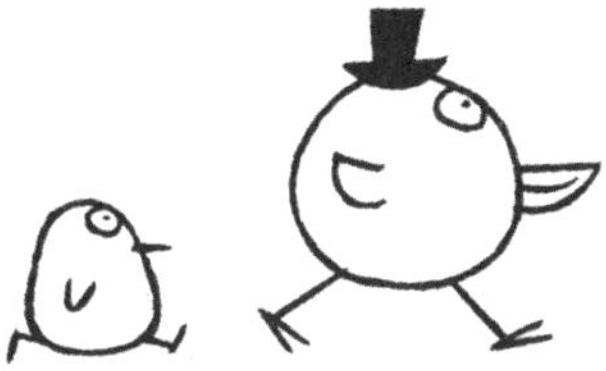

大腸的構造與癌

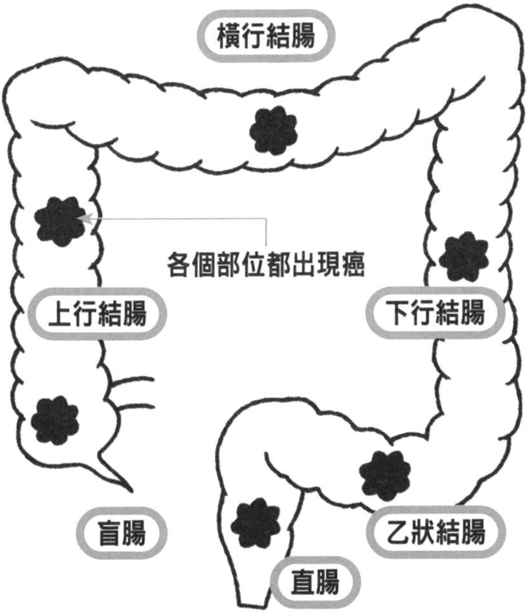

大腸癌的擴散方式

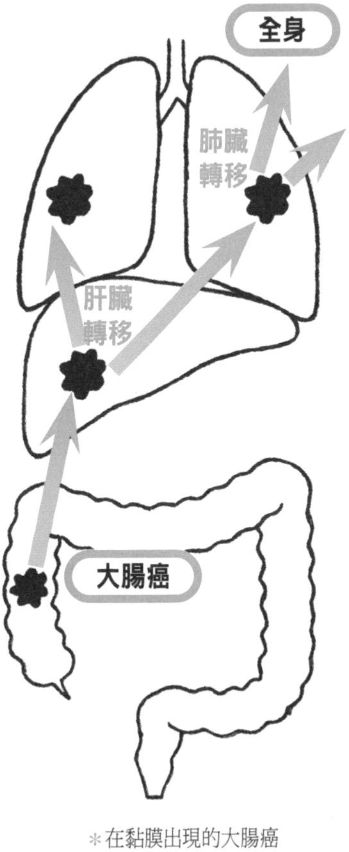

＊在黏膜出現的大腸癌

42 癌症中相當棘手的胰臟癌

難以早期發現的惡性癌

胰臟就像是要被十二指腸包住一樣，位於胃的後方，是一個長度約20公分左右的細長內臟器官。胰臟分為3個部位，「**尾部**」是接著脾臟的部分，正中央部位稱為「**體部**」，末端的部分就稱為「**頭部**」。

胰臟有兩個功能，**一個是生產幫助消化的胰液，稱為「外分泌」；另一個是生產調節血糖名為「胰島素」的荷爾蒙，為「內分泌」。**

在胰臟外分泌組織中出現的惡性腫瘤就是胰臟癌。90％以上的胰臟癌都是在胰管上皮細胞中產生的，稱為「**浸潤性胰管癌**」，講到胰臟癌的時候，通常都是指浸潤性胰管癌。

因為胰臟是位於胃的後方深處，因此就算出現癌，既不容易知道症狀，早期的發現也不是件易事。另外，胰臟的周圍有如肝臟、膽管及十二指腸等重要的器官和血管，因此很快就會開始浸潤和轉移，進行之後就會有腹痛、食慾不振、腹部膨脹感、黃疸、腰部及背部的疼痛症狀。

但是，這些症狀都不是胰臟癌才有的症狀，而且就算罹患胰臟癌，也不一定會有這些症狀產生。

當發現罹患胰臟癌時，大部分的病例都已經到來不及治療的狀態，是一種5年生存率不到50％、非常棘手的惡性癌。罹癌因素除了慢性胰臟炎、糖尿病及家族中有罹患胰臟癌的人外，還有肥胖及抽菸。

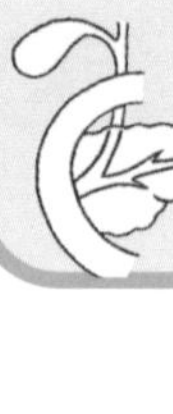

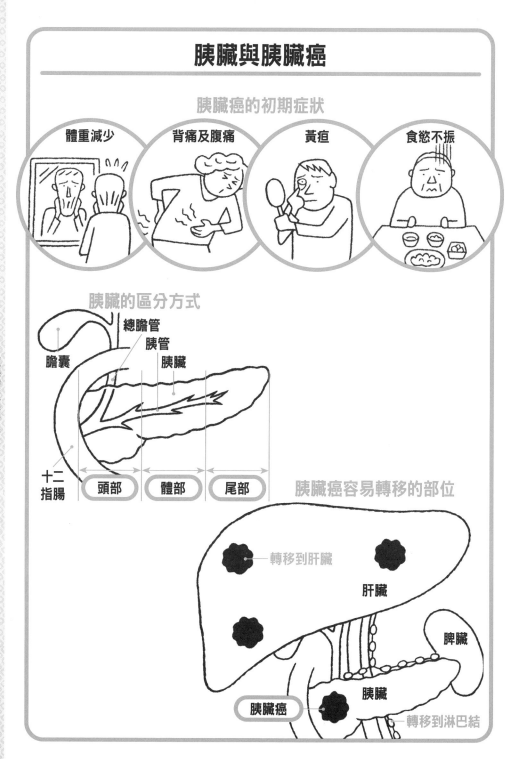

胰臟與胰臟癌

胰臟癌的初期症狀

胰臟的區分方式

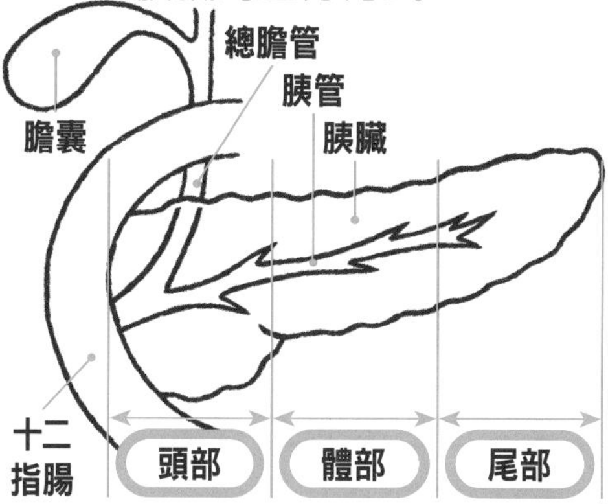

胰臟癌容易轉移的部位

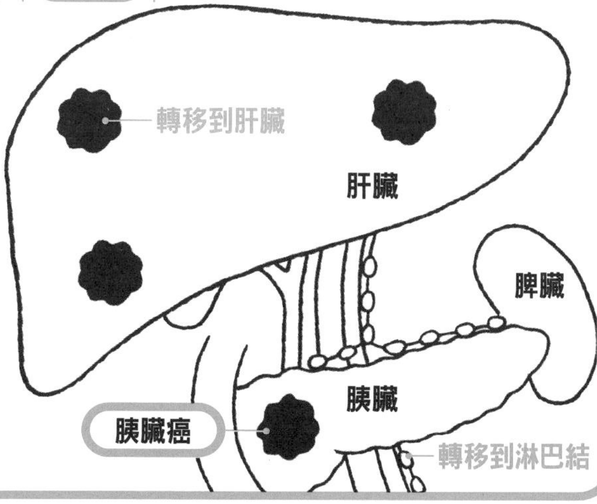

43 血液的癌症——白血病

症狀進行相當快速的急性骨髓性白血病

「白血病」指的是血液的癌，是一種白血球系細胞在骨髓或淋巴結中以腫瘤性的方式增殖的疾病，還有**增殖的細胞是以年輕細胞（芽球細胞）為主的「急性白血病」，及各個階段的細胞都會出現的「慢性白血病」**。也就是說，白血病指的是預定變成淋巴球以外的白血球、紅血球及血小板的細胞癌化後的疾病。

此外，根據增殖的顆粒球、淋巴球及單核球等細胞，大致上可分為**「急性骨髓性白血病」「慢性骨髓性白血病」「急性淋巴性白血病」**及**「慢性淋巴性白血病」**。

其中，慢性骨髓性白血病最常見於成人患者，急性淋巴性白血病為兒童及年輕人，慢性淋巴性白血病則是好發於年長者。

罹患急性骨髓性白血病的風險會隨著年紀增長而提高，因為病狀的進行速度快，所以希望能早期診斷及盡可能快速接受治療。

因為正常的白血球主要負責免疫力，因此罹患白血病時，有時候會感染到一般不會感染到的疾病，正常的紅血球數量也會減少，導致貧血及暈眩的症狀出現。另外，當血小板的數量減少時，有時也會導致大量出血。

致癌原因的部分，除了因染色體或是基因異常導致的急性前骨髓性白血病、過去曾經服用抗癌藥或是接受輻射治療後所導致的繼發性白血病之外，其他的發病原因都是不明。

白血病的治療是以合併服用複數抗癌藥的「**化學治療**」為主。另外，如果有適合的捐贈者，也可以進行「**造血幹細胞移植**」手術，但無法完整的治療。

造血幹細胞的分化

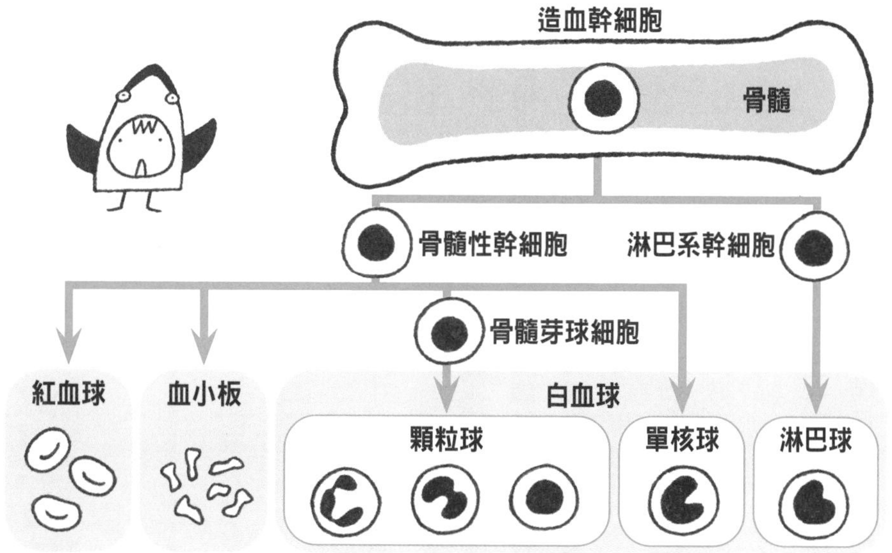

白血病的初期症狀

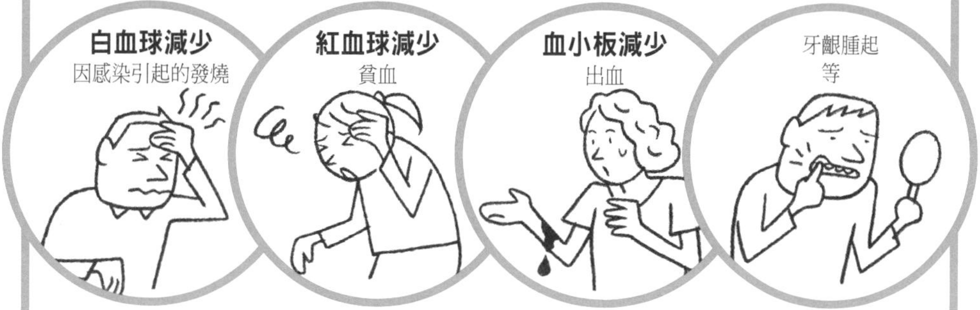
白血球減少
因感染引起的發燒
紅血球減少
貧血
血小板減少
出血
牙齦腫起
等

白血病的分類

急性白血病	急性骨髓性白血病 急性淋巴性白血病／淋巴芽細胞型淋巴瘤 急性前骨髓性白血病等
慢性白血病	慢性骨髓性白血病 慢性淋巴性白血病／小淋巴性球淋巴瘤等
成人T細胞白血病／淋巴瘤	
骨髓異常增生症候群等	

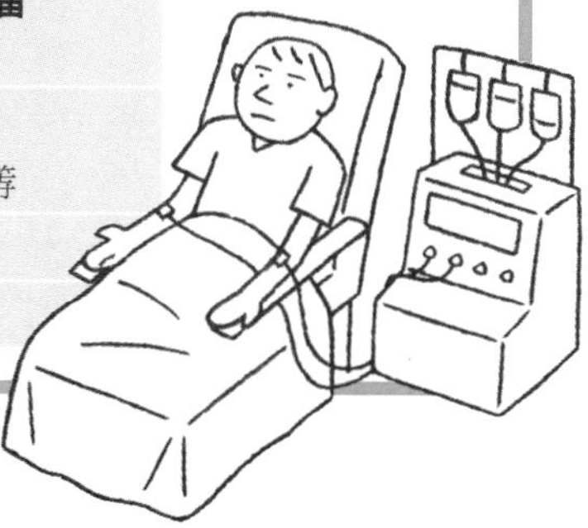

44 會在膽囊及膽管發病的膽管癌

黃疸症狀及白色便就是紅色警示燈

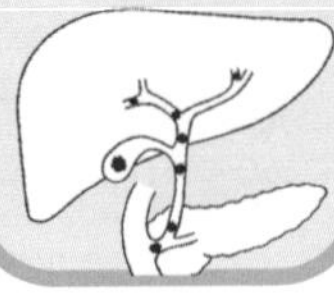

「膽囊」位於肝臟的下方，為袋狀的器官，會暫時儲存一種由肝臟製造、名為膽汁的消化液，並在必要的時候排出到十二指腸。

當飲食時，膽囊會排出膽汁，膽汁會從膽囊管流經過膽管後進到十二指腸幫助消化。

膽囊、肝外膽管及乏特氏壺腹合稱為「膽道」，在膽囊及膽囊管中形成的惡性腫瘤稱為「膽囊癌」。「膽囊癌」「膽管癌」及「乏特氏壺腹癌」合稱「膽道癌」。

在膽管內產生的膽囊癌占了膽道癌的一半，在膽管和乏特氏壺腹接合處出現的乏特氏壺腹癌則是第二常見的癌。以組織上來看，大部分為腺癌，也會有扁平上皮細胞癌。**腺癌中約50～75%左右為膽囊癌，也有併發膽石的病例**（參考第118頁）。**雖然併發膽囊癌的膽石症機率只有2～3%左右，算是很低，但是膽石症患者罹患膽囊癌的風險，是非膽石症患者的約4倍左右。**

膽囊癌還停留在膽囊壁內的階段時，大多都是無症狀，有時候會在腹部超音波檢查或是因為膽石症而進行摘除膽囊的手術時，偶爾發現罹患膽囊癌。

症狀的部分，在初期是無症狀的，當癌症進行之後，會因為不同部位的癌出現不同的症狀。

膽囊癌進行之後，會有黃疸的症狀。主要的症狀為心窩及右側腹疼痛。當有嘔吐及體重減輕的症狀出現時，建議還是找醫師商量。

膽管癌變大之後，膽道會變得狹窄，無處可去的膽汁有可能會出現在血液中。當膽汁中的膽紅素在血液中的濃度變高時，皮膚及眼白就會開始變黃，這個症狀稱為「**阻塞性黃疸**」。當膽汁無法流入腸內時，糞便的顏色就會變成偏白的奶油色（白便），有時候也會從這邊發現有黃疸的症狀。

因為血液中的膽紅素濃度變高，尿液的顏色也會變濃成茶色。另外，當有黃疸症狀時，膽汁酸會進入血管中流動，同時也經常出現皮膚搔癢的症狀。

乏特氏壺腹癌則大多會有黃疸、發燒及腹痛的症狀。當懷疑是否罹患膽道癌時，可以透過血液檢查、腹部超音波、CT及MRI檢查來檢查膽管及胰管。

膽囊的構造與各個部位的癌

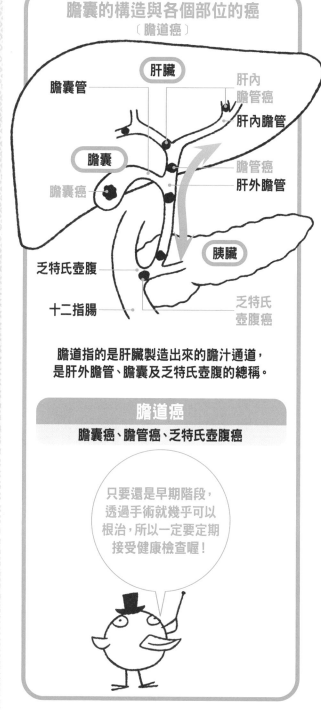

〔膽道癌〕

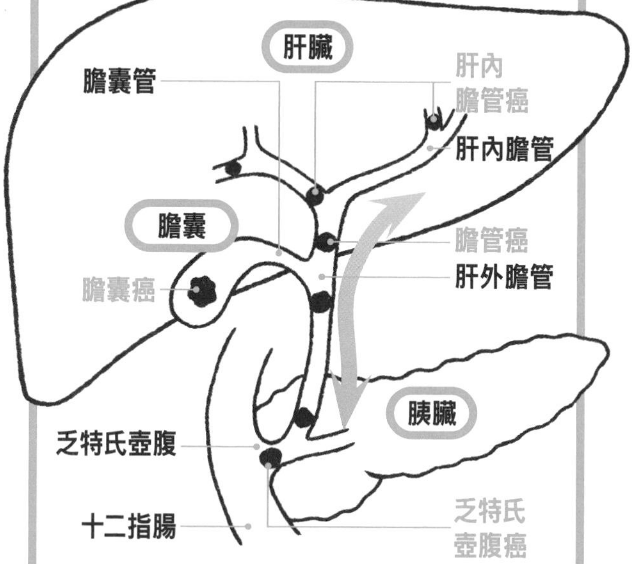

膽道指的是肝臟製造出來的膽汁通道，是肝外膽管、膽囊及乏特氏壺腹的總稱。

膽道癌
膽囊癌、膽管癌、乏特氏壺腹癌

45 好發於高齡男性的攝護腺癌

透過檢查PSA指數來早期發現

攝護腺是只有男性才會有的器官，位於膀胱的下方，包圍著尿道，會製造攝護腺液來協助精液中的精子。

「攝護腺癌」是當攝護腺失去正常細胞的增殖機能，自我增殖時的癌症。

原本好發於歐美人士，日本人不容易罹患此種癌症，但是最近這30年間患者急速增加，特別是從60歲左右開始，因此認為是罹癌率會隨年齡增長提高的癌症而受到重視。

「攝護腺肥大」是一種攝護腺細胞數量增加的良性疾病，同時也是隨著年齡增長而增加的疾病，會壓迫到尿道導致排尿困難。

大部分的攝護腺癌都沒有早期的自覺症狀，但是**會有與攝護腺肥大同樣的症狀，例如排尿困難、排尿次數變多及漏尿等排尿障礙。當發病後，會出現血尿、腰痛、因轉移到骨骼所產生的疼痛及行走困難的症狀。**

提高罹患攝護腺癌風險的因素有家族病史、肥胖、過度攝取鈣質及抽菸等，但這些都不是很明確的誘因。

攝護腺液中含有名為「**PSA（攝護腺特異抗原）**」的蛋白質。大部分的PSA都是從攝護腺分泌到精液中，不過會有非常少的一小部分會進到血液裡。**當PSA值變高時，也就代表罹患攝護腺癌的準確率愈高，因此這個數值也拿來當作篩檢或是判斷治療效果的腫瘤標記來使用。**

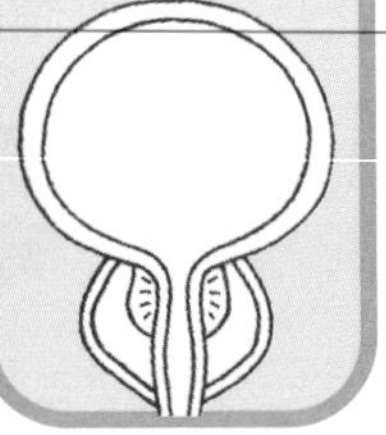

攝護腺的位置

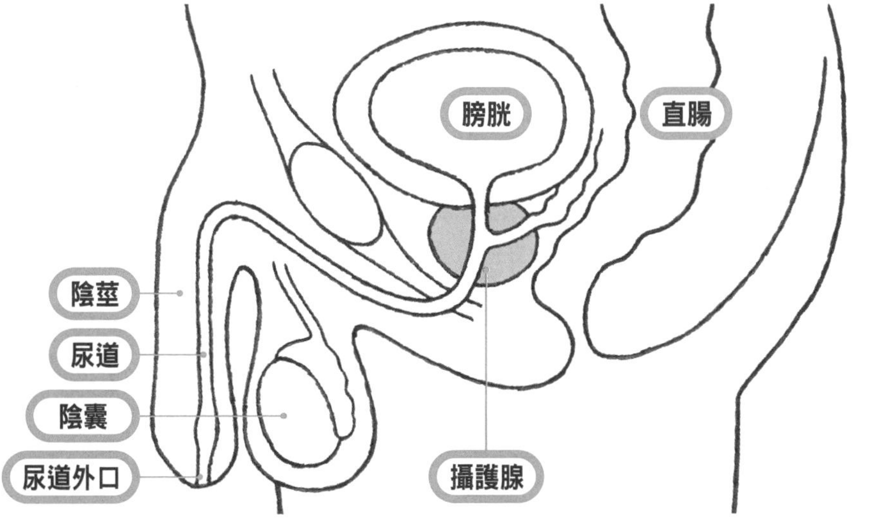

攝護腺肥大與攝護腺癌

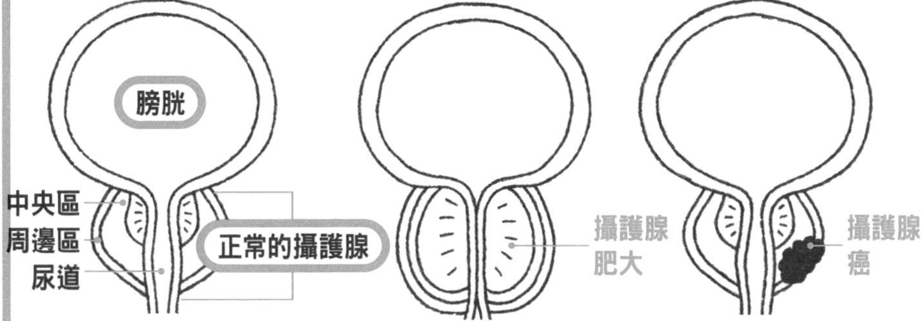

什麼是PSA
（攝護腺特異抗原）

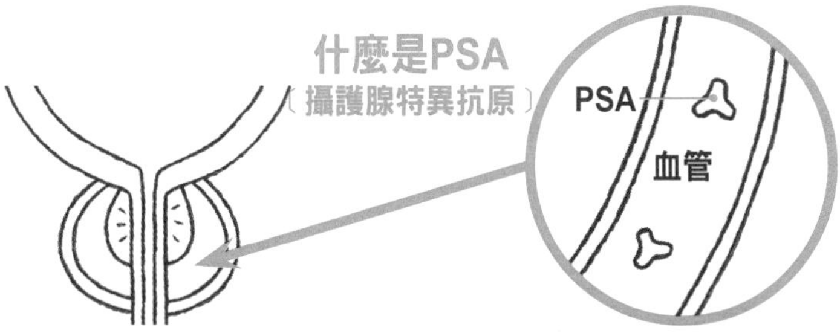

PSA是當作檢查攝護腺排出蛋白質的腫瘤標記來使用。到泌尿科提出PSA檢查的申請後，就可以用保險做診斷了（註：此為日本的情況，台灣可洽各地醫療院所諮詢）。

46 自己也能發現的舌癌

當口內炎長期無法治癒時可能就是癌

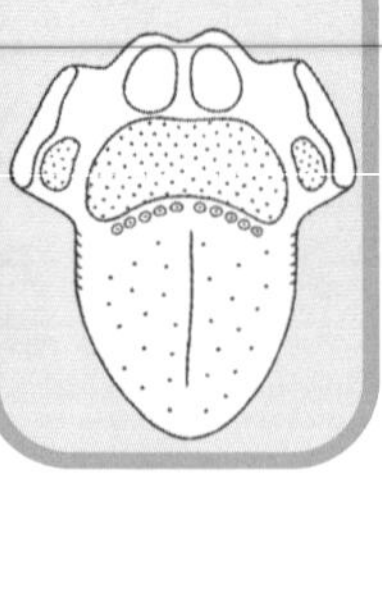

「舌癌」指的是一種在舌頭上產生的癌，是「**口腔癌**」的一種，口腔內出現的癌症約有90％是舌癌。口腔癌除了舌癌之外，還有口腔底癌（舌頭與牙齦之間）、硬顎癌（口腔中上方堅硬的部分）及口腔頰膜癌（臉頰內部的黏膜）等。

舌頭是由表面的黏膜及肌肉所構成的。舌頭前面約3分之2的部分稱為「**舌體**」，剩下約3分之1的部分稱為「**舌根**」，在舌根上出現的癌症，分類上不屬於舌癌，而是「**口咽癌**」。

大部分的舌癌是從覆蓋舌頭表面的扁平上皮細胞轉變過來的。當在舌頭上出現的癌細胞或是腫瘤變大時，會擴散到舌頭組織的深處。**舌癌和其他的癌不一樣，是一種自己用鏡子就能看到症狀的癌症。當在舌頭黏膜上出現紅斑（紅斑症）或是白色斑點時（白斑症）時，如果只是口內炎的話，約過兩週左右就會自然痊癒。當時間過了還沒痊癒時，就可以懷疑是否罹患口腔癌了。另外，當自己觸摸患部時，如果摸起來有硬塊時，也有可能是惡性腫瘤。**

罹患舌癌的因素有抽菸及喝酒等，及因為牙齒排列不整，導致牙齒經常咬到舌頭，使得舌頭受到機械性的慢性刺激。舌癌大多出現在舌頭兩側，舌頭前端及中央幾乎不會產生癌。也許是因為舌頭的兩側不停地受到牙齒的刺激，而容易導致基因損傷也說不定。

有時候也會在舌頭底部等不容易看見的地方產生癌。另外，**這也是一種會在早期階段就開始轉移到淋巴結、急速進行的惡性癌。**治療方式與其他的癌一樣，使用輻射治療及科學療法。舌癌進行之後會透過外科手術摘除，不過有時候會先透過輻射治療及服用抗癌藥劑讓癌變小之後，再透過手術切除。**雖說接受舌癌手術對身體的負擔並不大，但由於是要切除舌頭，因此也會產生吞嚥及說話等障礙和後遺症。**

就算舌頭上有硬塊和斑點，也不一定會伴隨疼痛感和出血。因此當出現斑點卻沒有疼痛感的時候就要小心，建議儘早到口腔外科接受診斷。

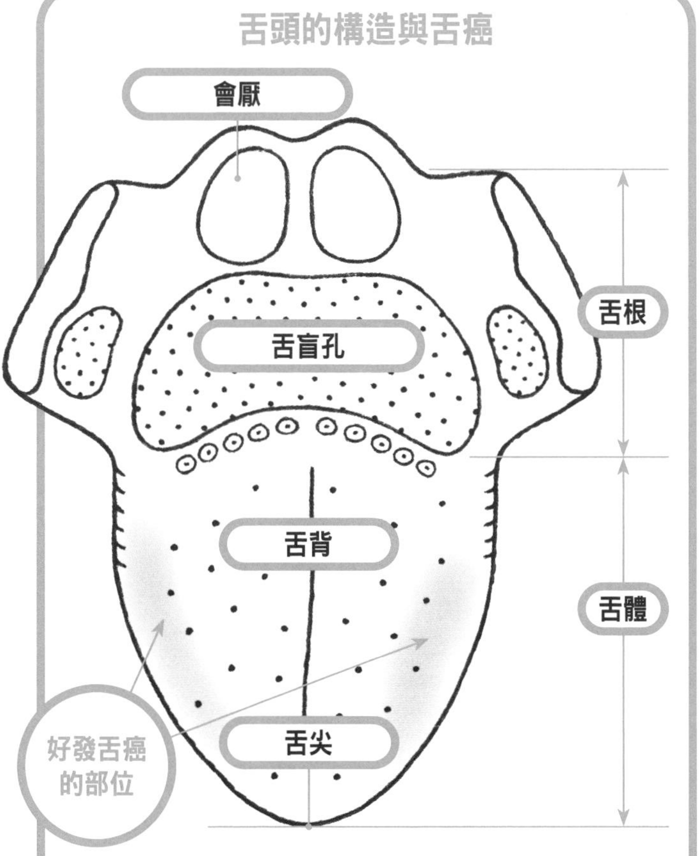

進行舌的自我檢測吧

- ☐ 是否有紅斑及白色斑點？
- ☐ 是否有一直無法好的潰瘍、硬塊？
- ☐ 碰到牙齒的地方有沒有傷口？

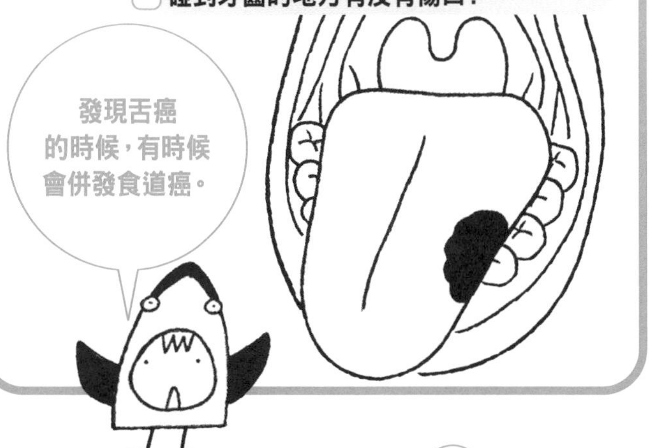

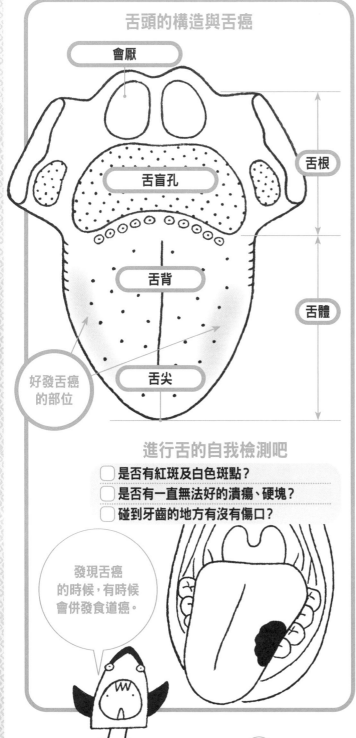

Column

最新醫療
癌的PET檢查

有一種名為「PET檢查」的檢查癌症方法。PET指的是「正子斷層掃描」，為Positron Emission Tomography的縮寫。

癌是愈早期發現愈好的病症，但現實中，這也是一種癌細胞沒有經過某種程度上的成長就不容易發現的疾病。

因此，為了早期發現癌所開發出來的就是PET檢查。這是一種透過特殊的檢查藥劑（FDG），「在癌細胞上面做註記」的檢查方法。

具體上來說，是將成分類似葡萄糖的檢查藥劑放在點滴中打入人體。因為癌細胞正在增殖，因此會攝取大量FDG，藉此與全身的其他細胞做出差異，變成只有癌細胞上面會有註記。

但是，只接受PET檢查的話，是沒有辦法發現所有癌細胞的。這一種檢查方式對於肝細胞癌、膽道癌和白血病來說，並不具有太好的效果。因此要搭配CT（電腦斷層掃描）及MRI（核磁共振造影檢查）檢查，才能得到更精準的診斷結果。因為PET檢查是調查細胞的性質來找到癌，只要確定罹癌，從這邊就可以決定治療方針了。

第6章

身體各個內臟器官的主要疾病及原因

我們的身體經常暴露在危險之中。
探究除了癌之外，
出現在各個內臟器官中的疾病症狀及原因。

47 有可能導致猝死的缺血性心臟病

屬於循環器官障礙的狹心症與心肌梗塞之間的差異

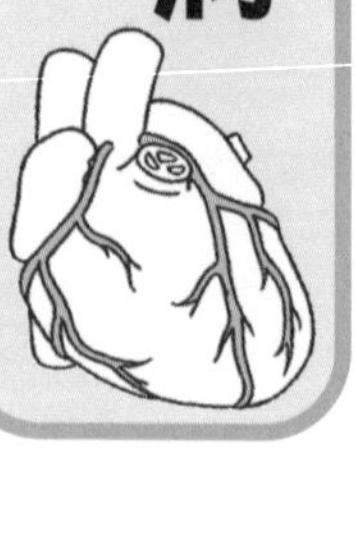

循環器官指的是運送體液（血液、淋巴液等）循環全身的器官，也是心臟、血管與淋巴管的總稱。**最近這幾年心臟疾病、腦血管障礙，再加上惡性新生物（癌）已列於日本前幾大死因了。**

缺血性心臟病中，具代表性的疾患是「心肌梗塞」及「狹心症」，這兩種疾病的導因都來自於輸送養分到心臟的血管（冠狀動態）快要被塞住或是已經塞住所引起的。而血管會塞住則是因「**動脈硬化**」所引發。當冠狀動脈的血管壁硬化後，會開始慢慢變狹窄，之後可能會出現血液凝結物阻塞冠狀動脈的情況。

心臟一天約會跳動10萬次，透過幫浦作用把血液運送到全身。往負責幫浦作用的心肌的血液運送狀況變差（缺血）時，稱為「狹心症」，**引發狹心症時，心肌還沒有完全喪失所有機能。**

另一方面，**當冠狀動脈完全堵塞住，或是變成非常狹窄時，心臟的肌肉細胞會死亡（壞死）導致功能下降，這種症狀稱為「心肌梗塞」，有時候也會導致猝死。**

如果加上腦血管疾患的話，血管疾病所導致的死亡人數比癌症還要多，這些心臟疾患的特徵都是會出現心臟像是被用力捏著一樣的強烈疼痛感。

血管的疾病中，最多的就是「動脈硬化」。指的是血管內側因為膽固醇等物質的附著，使得血管變硬變窄、血液不容易流通的狀態。誘發原因主要有糖尿病、高血壓、高血脂、肥胖、壓力、生活習慣及體質等。

因循環器官障礙所引起的疾病

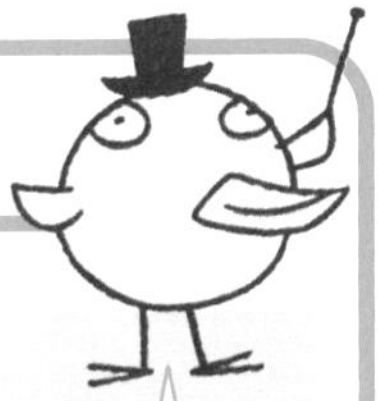

大腦	**腦中風**〔腦出血、蜘蛛膜下腔出血〕
心臟	心律不整、缺血性心臟病、心臟瓣膜疾病、心臟衰竭。
血管	動脈硬化、主動脈瘤與主動脈剝離、肺栓塞。
血壓	高血壓、腎臟病、肺高壓。
其他	糖尿病

當狹心症發作時，口含添加硝酸甘油成分的藥劑後，就可以有讓冠狀動脈擴張的作用。

狹心症與心肌梗塞的差異

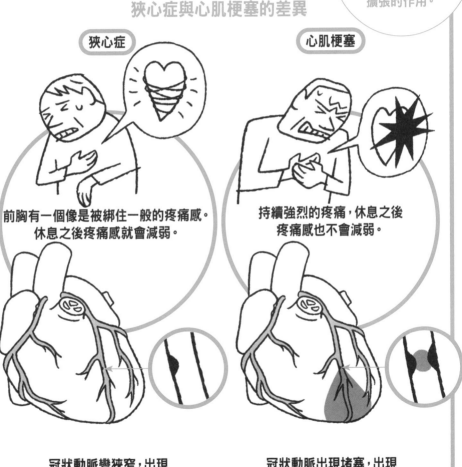

狹心症

前胸有一個像是被綁住一般的疼痛感。休息之後疼痛感就會減弱。

冠狀動脈變狹窄，出現暫時性的供氧不足，導致缺血。

心肌梗塞

持續強烈的疼痛，休息之後疼痛感也不會減弱。

冠狀動脈出現堵塞，出現血栓堵住血液的供給，心臟壞死。

48 出現在呼吸器官的主要疾患

慢性阻塞性肺病與支氣管性氣喘

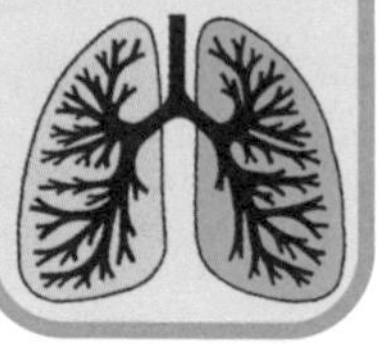

呼吸是一個把氧氣攝取進入身體內、排出二氧化碳的動作。由呼吸器官擔任這個任務，相關的疾病從感冒、流行性感冒、支氣管炎到肺炎等非常多種。**其中還有一種「肺臟的生活習慣病」，中高年患者居多的「慢性阻塞性肺病（COPD）」，在全世界的死因中也有相當高的名次。**

吸菸者罹患COPD最大的起因是抽菸，其中約有15～20%的人會罹患此疾病。菸進入到肺後，會在支氣管引發炎症，支氣管深處的肺泡被破壞後，變成「**肺氣腫**」的狀態，使得肺臟吸入氧氣排出二氧化碳的機能下降。當然，吸到別人抽的「**二手菸**」也是危險的因素之一。病狀的特徵是，當開始運動的時候會覺得呼吸困難、會咳嗽或是生痰。COPD是慢性呼吸器官症候群的一種，其中具代表性的疾病為「**支氣管性氣喘**」，與COPD不同的是，支氣管性氣喘發病或是導致惡化最大的因素是過敏。另外，COPD發病後會對肺部組織造成損傷，而且之後不會回復成原來的狀態，這一個部分也與支氣管性氣喘不同。

其他還有「**瀰漫性泛細支氣管炎**」，是一種在名為呼吸性細支氣管的細支氣管中產生的慢性炎症，患者會出現咳嗽、生痰及呼吸困難的症狀。

過去，「**肺結核**」是一種被稱為國民病的疾病。平成29年（西元2017年）的死者數量為2303人（數據來自厚生勞動省），至今仍是需要多加留意的疾病。**這是一種肺臟感染到結核菌所引起的疾病，會出現與感冒類似的症狀，如咳嗽、生痰、疲倦感及發燒等症狀，當咳嗽持續兩週以上且咳出血痰時，請儘早接受醫師的診斷與治療。**

「**塵肺症**」是吸入粉塵後，使得肺臟產生名為纖維化病變的疾病總稱，也是職業性肺疾病的一種。長時間暴露在礦山、會用到石綿的工作環境、打石工或是金屬粉末等充滿粉塵的環境中，並將粉塵吸入肺部後就會罹患此種疾病。**「氣胸」是一種肺臟產生破裂，使得吸入肺臟的空氣進入到肋膜腔的疾病，大多會有胸痛、呼吸困難及咳嗽等症狀。**

好發於高齡者的肺炎中有一種是「**吸入性肺炎**」，是一種食物或是唾液誤入氣管後無法排出，進到肺臟之後使得細菌在肺臟繁殖所引起的肺炎。

當肺炎發病時，會持續發燒及劇烈咳嗽，吸入性肺炎則不容易出現這種症狀，所以建議不要小看任何症狀，及早接受檢查與診斷。

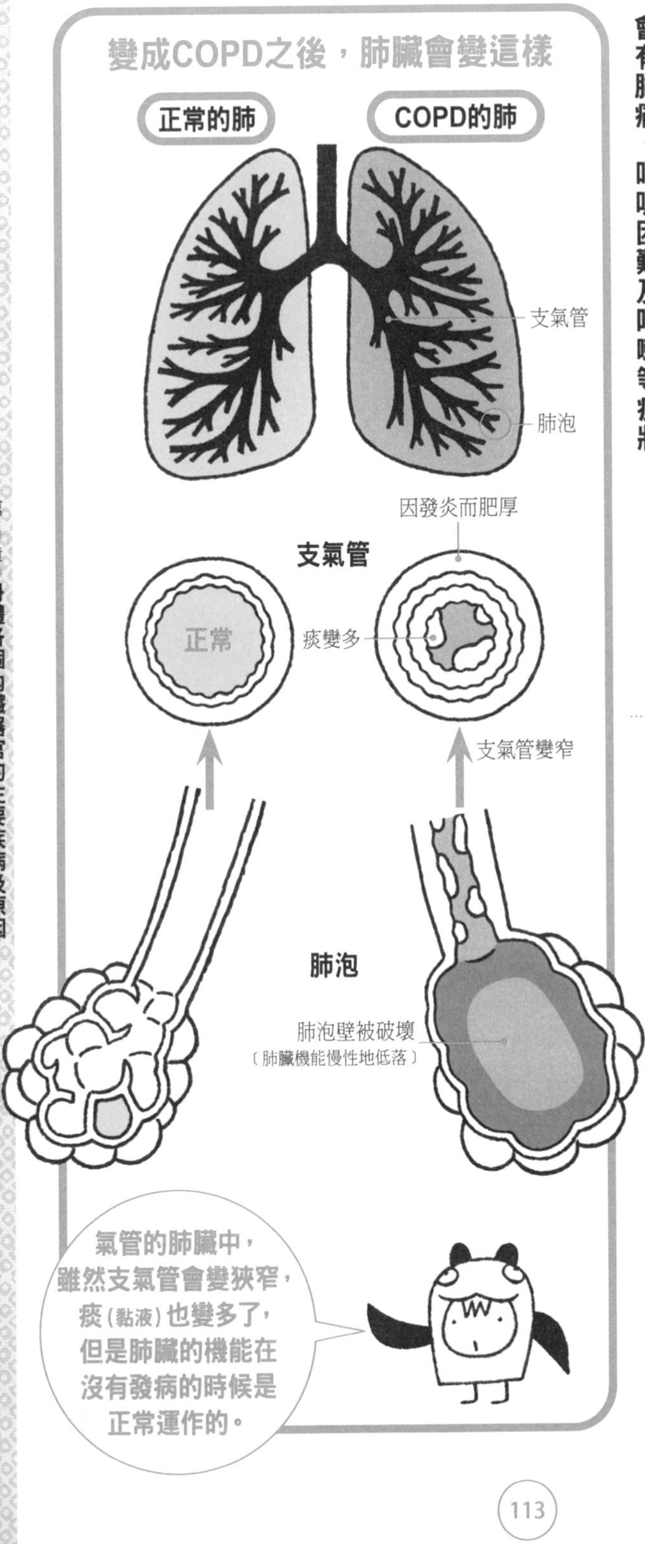

49 消化道的主要疾病及症狀

放任不管就會轉變成致癌炎症及息肉

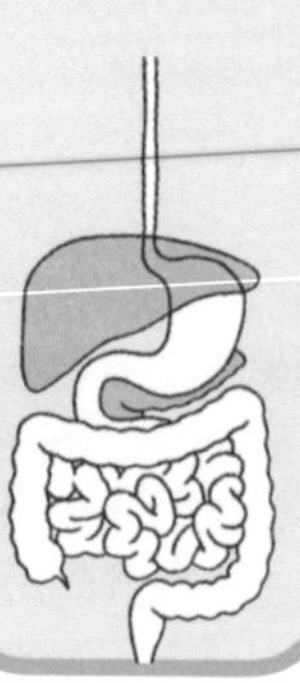

消化道指的是從口腔開始，經過食道、胃、小腸、大腸，到肛門為止的食物通道。食道到胃為止的消化道稱為上消化道。食道的疾病中，近年「**食道炎**」的患者開始增加，這是一種會在食道黏膜上發炎的炎症。**症狀有胸部疼痛感、吞嚥障礙、胸部灼燒感及胃酸逆流等。**食道炎中，最多的是「**逆流性食道炎**」，以往患者都是年長者，最近年經患者也開始增加了。**如果放著不管的話，就會變成潰瘍，而且還會提高罹患食道癌的風險。便祕也是其中一個患病原因，因此必須多注意飲食習慣。**

肝硬化患者3大死因之一為「**食道靜脈瘤**」（另外兩種為肝癌及肝衰竭），指的是位於食道黏膜下層的靜脈變粗後，形成靜脈瘤的狀態，這個狀態會變成「**門脈高壓**」發病的原因。**「門脈」指的是負責把在腸內吸收的養分送到肝臟的血管，通過門脈運送進來的養分會在肝臟處理過後，再運送到全身。**但是，當肝硬化時，血液就會不容易流過，使得本來應該要通過門脈的血液會偏離原本的路徑，改成從食道的血管流去。而當流往食道的血液變多後，血管就會出現一個像是瘤一樣的突起，變成食道靜脈瘤。這是一種太慢處理的話，瘤破掉造成大出血後就有可能會猝死的恐怖疾病。

「胃炎」是胃黏膜的炎症，分成急性胃炎跟慢性胃炎；其中急性胃炎又分成因抽菸、暴飲暴食、喝酒、壓力所引起，及感染性（葡萄球菌、海獸胃線蟲等），慢性胃炎則認為是因為幽門螺旋桿菌及年齡等，複數的因素交叉在一起所引起的。

「**胃息肉**」指的是在胃的黏膜上形成的息肉；

其分成放著不管也沒問題的「**胃底腺息肉**」，大多是因為幽門螺旋桿菌所引起的「**增生性息肉**」，及被認為是和正常組織相比，容易轉變成癌的癌前病變「**腺瘤性息肉**」等。

另外，還有出現在口腔內、小腸及大腸等部位的慢性炎症，稱為「**克隆氏症**」。目前還不知道發病原因，症狀有腹痛、下痢、體重減輕、食慾不振、發燒、全身倦怠及貧血等，影響到全身。

「大腸息肉」指的是在大腸內形成的隆起組織，雖然是良性的疾病，但重要的是要在還沒癌化前，處於良性階段時進行治療。

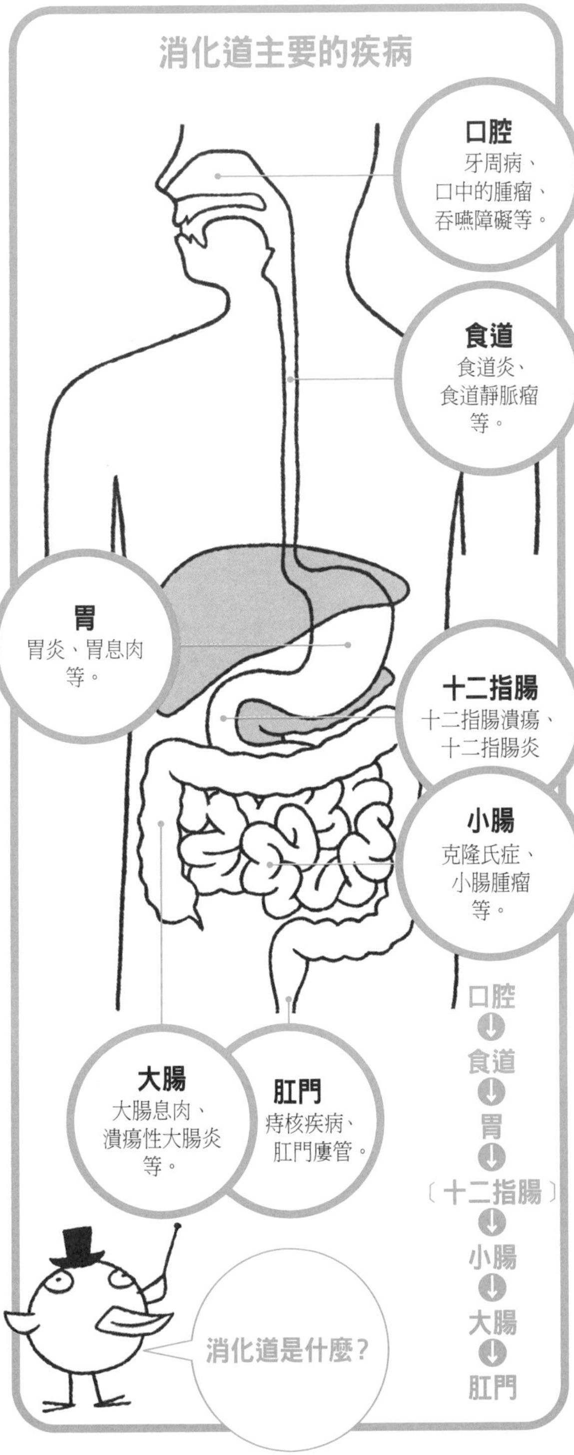

50 沉默的內臟器官——肝臟的疾病

致病原因是酒精、病毒及生活習慣

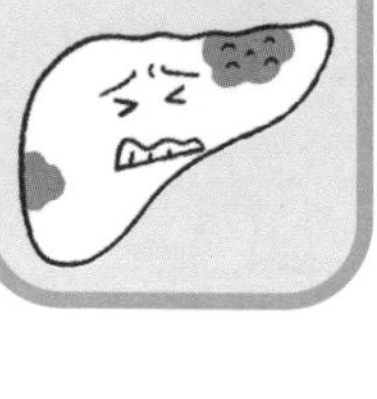

肝臟在橫膈膜的正下方，位於腹部的右上，是體內最大的內臟器官，有製造膽汁、進行糖、蛋白質和脂質的代謝、解毒有害物質及儲存血液等的機能。

肝病的3大原因分別是「飲酒」「病毒」及「生活習慣」。肝臟疾患中分成急性和慢性，慢性疾患指的是輕微的發炎持續半年以上的狀態，因為有時候會轉變成肝硬化或是肝癌，所以必須要小心注意。

大量攝取酒精所引起的「**酒精性肝障礙**」，會誘發「**酒精性脂肪肝**」使得中性脂肪累積在肝臟內，接著會進行到「**酒精性肝炎**」，後面變成「**酒精性肝硬化**」，有時候甚至會轉變成「**肝癌**」的重症狀態。

肝臟被稱為沉默的器官，即使肝功能出現障礙，也不太會有症狀出現。當變成肝硬化時，會出現腹水、黃疸、靜脈瘤及吐血等狀態，雖說也不是無法回復健康的狀態，但也不能否認治療非常困難。

「病毒性肝炎」是因病毒所引起的肝臟發炎疾病。在日本，C型肝炎（HCV）較多，傳染途徑和B型肝炎一樣，是透過血液及體液傳染的。有患者會出現急性期的症狀後才恢復健康，也有的患者是轉為慢性，之後轉變成肝硬化或肝細胞癌等疾病。

近年來，明明就沒有受到病毒感染，罹患肝癌的患者數量卻增加了。**肥胖的人身上多半有脂肪肝的問題，肝癌患者的增加，就是因為脂肪肝（非酒精性脂肪肝炎）會讓肝臟從肝硬化進行到肝癌的因素。**

改善肝功能，請從改善生活習慣開始。

肝硬化的症狀

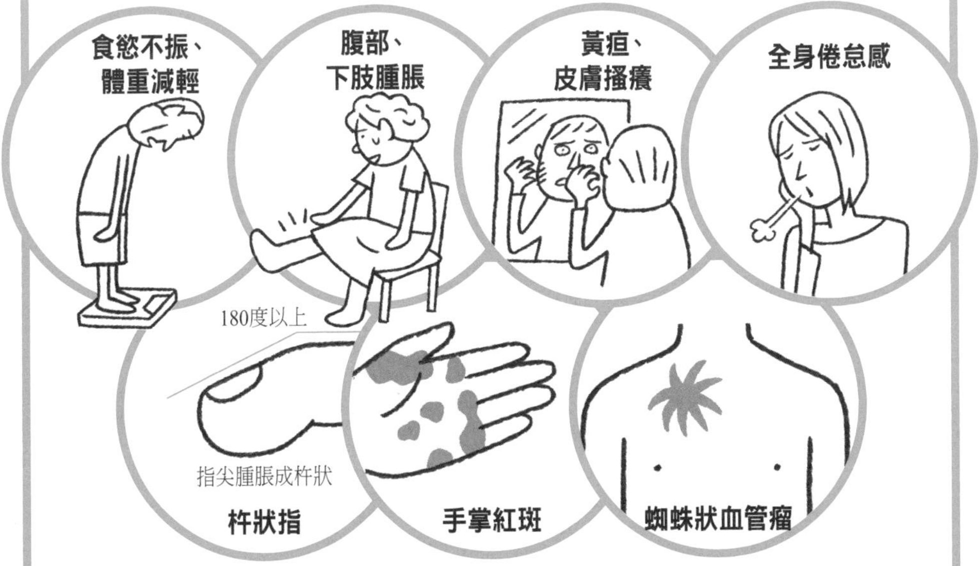

肝臟疾病的原因與進行狀況

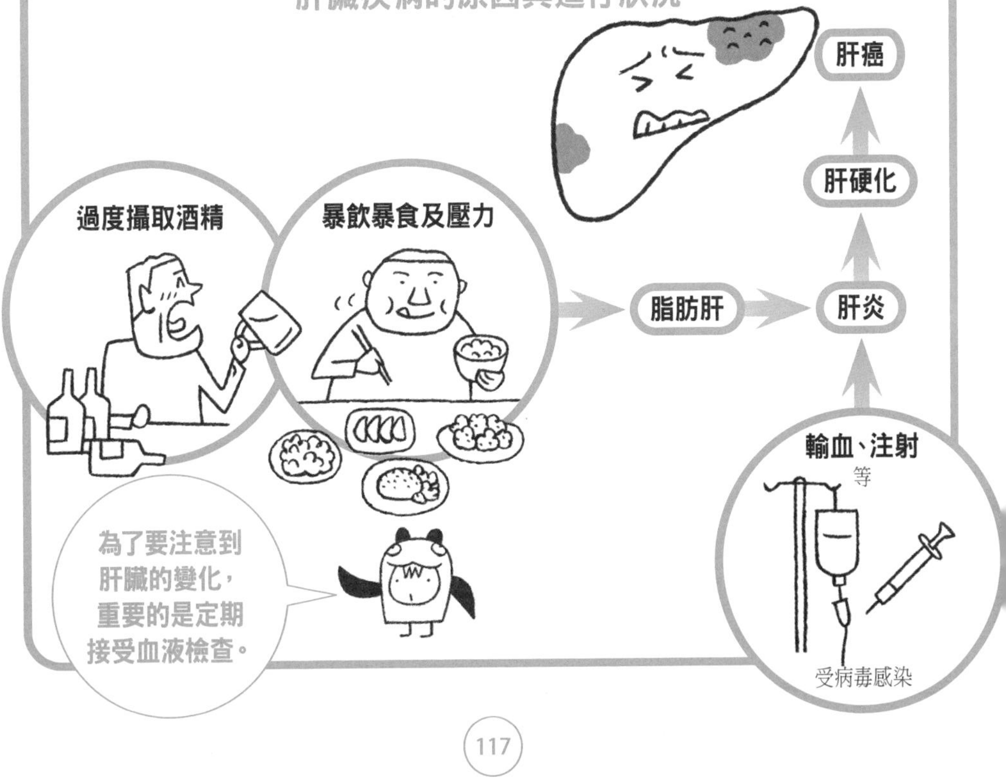

51 膽囊及胰臟的疾病

必須要小心的結石

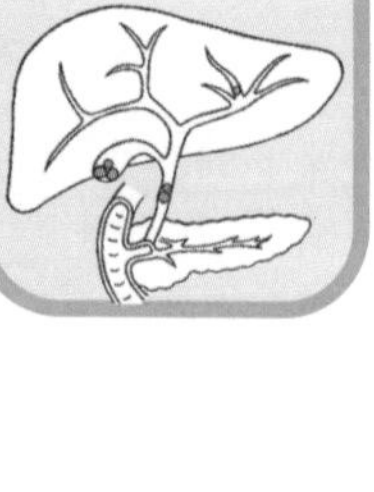

「膽囊」是肝臟製造出來的膽汁在送進十二指腸之前，暫時存放膽汁的器官，外型像是西洋梨。膽汁是肝臟製造出來的黃褐色鹼性液體，有幫助消化脂肪的作用。

當脂肪攝取過多後，膽汁的成分就會凝固成石狀，這就是膽石（在膽囊或膽管出現的結石）。

「**膽石症**」中最多的是「**膽囊結石**」，根據形成結石的地方不同，其他還有「**總膽管結石**」及「**肝內結石**」。

一般的症狀有心窩中心處劇烈疼痛，有時會伴隨右肩或是背部疼痛，如果此時可以在血液檢查中觀察到GOT或GPT（表示肝細胞功能障礙的數值）上升的話，就會懷疑是否有膽石。

因「膽囊結石」使膽汁流動停滯導致細菌感染的疾病稱為「膽囊炎」。典型的症狀為發燒及右側腹疼痛。但是，如果是高齡患者或是同時患有糖尿病的話，有時候不會感受到疼痛，需多加留意。

「**胰臟**」是位於胃背部的一個細長器官，透過胰管把同為消化液的胰液分泌到十二指腸中。另外，**也會分泌一種名為胰島素的荷爾蒙，調節血糖量。**也要小心胰島素作用不足引起的「糖尿病」。

「胰臟炎」又分為「急性胰臟炎」及「慢性胰臟炎」。引發「急性胰臟炎」最多的原因是飲酒過度，占了4成。第二多的病因是胰管和膽管之間出現結石而導致阻塞所引起。其他還有因為如手術或內視鏡檢查等的醫療行為引起的發炎，及胰臟或膽道畸形等，有各種不同的原因，但仍有兩成左右的發病原因不明。症狀為從心窩到背部都有斷斷續續的痛感、噁心及發燒等。

「慢性胰臟炎」與急性胰臟炎一樣，最多的原**因是飲酒過度，患者中7成為男性，2成原因不明。**特別是慢性胰臟炎的女性患者中，約有一半的罹病原因不明，被認定為「特發性」。

當罹患慢性胰臟炎時，疾病會慢慢地進行，正常的細胞被破壞之後，會被纖維組織所取代，引發吸收不良或糖尿病。因為到這種情況時，基本上已經沒有辦法恢復到健康狀態，因此重要的是及早發現、及早治療，及進行自我管理來控制飲酒和攝取脂肪。

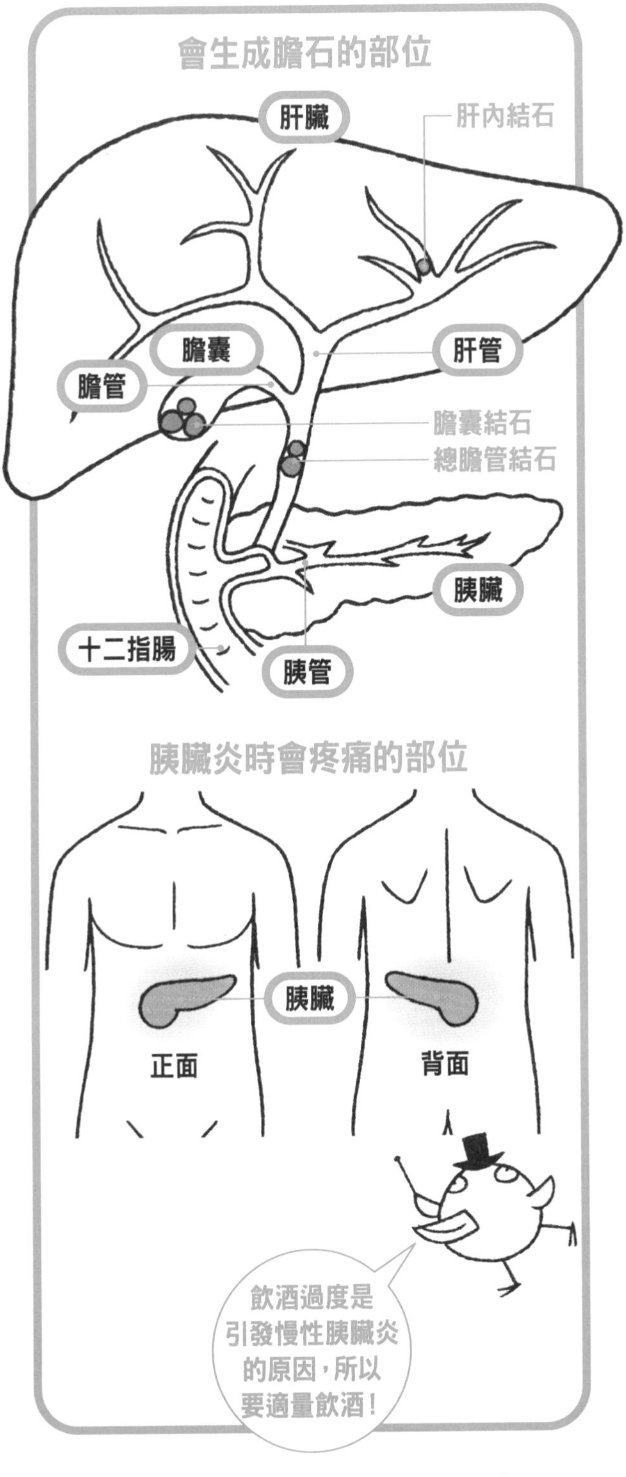

52 分泌荷爾蒙的內分泌器官的疾病

甲狀腺機能亢進及低下

「內分泌器官」指的是分泌荷爾蒙的器官，同時也稱為分泌荷爾蒙的「**腺體**」，因此也叫做「**內分泌腺**」。**荷爾蒙是一種讓內臟器官及組織維持正常運作的微量化學物質，例如胰島素及腎上腺素等，有各種不同的種類。**荷爾蒙分泌出來之後，會溶在血液中，透過微血管流到全身，調節各個器官的機能。

在甲狀腺中形成、分泌出來的荷爾蒙就是「**甲狀腺荷爾蒙」，功能是促進新陳代謝，與發育、成長有關聯，過剩或不足都會破壞身體的平衡。**

「甲狀腺機能亢進」是因為免疫異常所引起的自體免疫疾病。血液中出現了自體抗體，開始攻擊自己的甲狀腺，導致甲狀腺肥大並過度分泌甲狀腺荷爾蒙所引起的。

「瀰漫性毒性甲狀腺腫」也是「甲狀腺機能亢進」的一種。患者男女比例約為1比5～6人，女性患者較多，且年齡層大多集中在20～30歲。症狀有頸部下方腫大（甲狀腺腫）、手抖、月經不順、不孕症、與食慾無關的消瘦、情緒化、集中力低落及眼球突出等。

「甲狀腺機能低下」則是因為慢性的甲狀腺炎，使得甲狀腺荷爾蒙分泌量減少，導致患者出現腫脹及全身性疲倦感，身體活動力及精神活動都會失去活力。

這些甲狀腺荷爾蒙異常所引起的疾病的詳細原因還沒有全部找出來，「**橋本氏甲狀腺炎（慢性甲狀腺炎）**」的發病原因是自體免疫疾患，是甲狀腺機能低下時好發的疾病。

分泌荷爾蒙的內分泌器官與作用

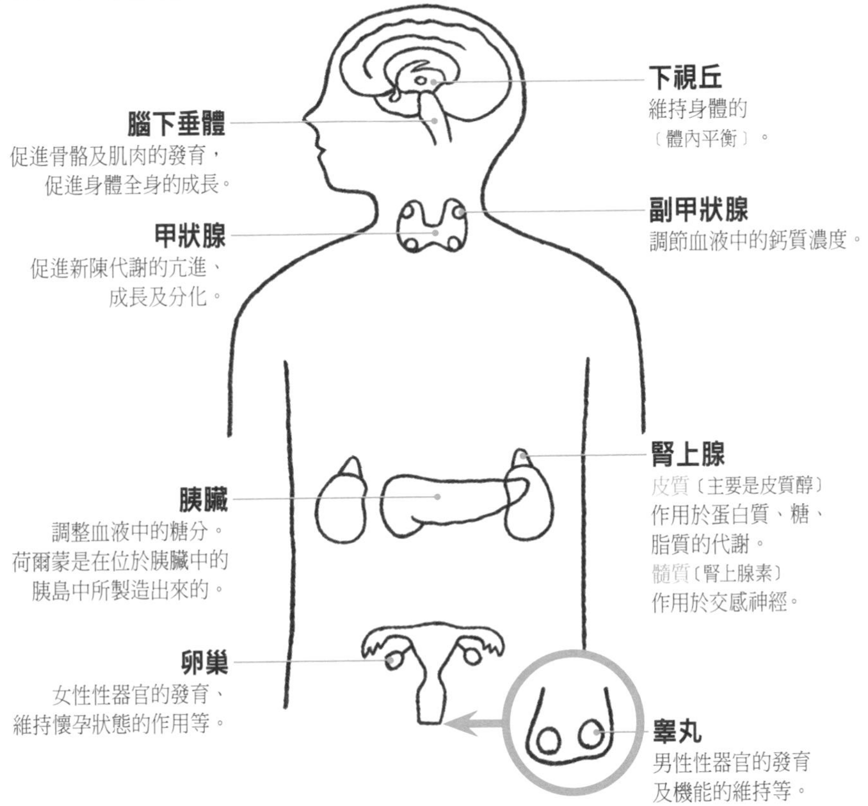
下視丘
維持身體的〔體內平衡〕。
腦下垂體
促進骨骼及肌肉的發育，促進身體全身的成長。
副甲狀腺
調節血液中的鈣質濃度。
甲狀腺
促進新陳代謝的亢進、成長及分化。
腎上腺
皮質〔主要是皮質醇〕作用於蛋白質、糖、脂質的代謝。
髓質〔腎上腺素〕作用於交感神經。
胰臟
調整血液中的糖分。荷爾蒙是在位於胰臟中的胰島中所製造出來的。
卵巢
女性性器官的發育、維持懷孕狀態的作用等。
睪丸
男性性器官的發育及機能的維持等。

甲狀腺機能亢進與低下時，症狀的差異

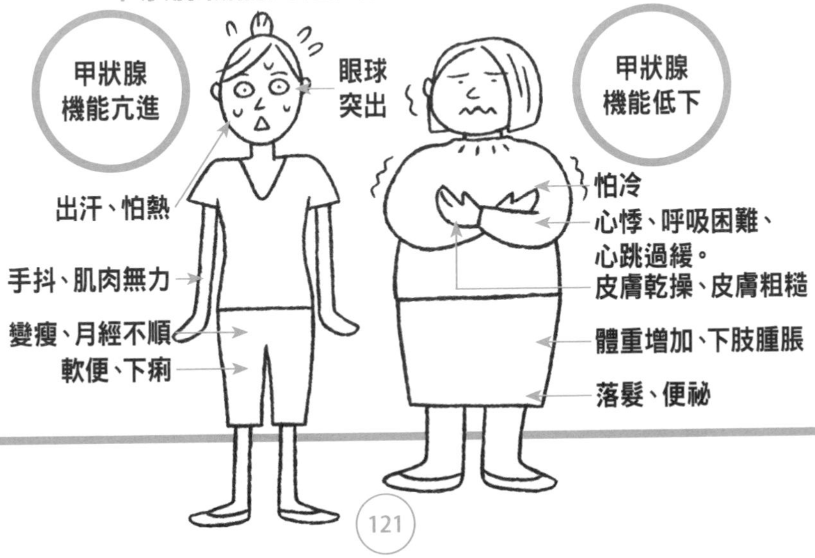
甲狀腺機能亢進
眼球突出
出汗、怕熱
手抖、肌肉無力
變瘦、月經不順
軟便、下痢
甲狀腺機能低下
怕冷
心悸、呼吸困難、心跳過緩。
皮膚乾操、皮膚粗糙
體重增加、下肢腫脹
落髮、便祕

53 泌尿器官的疾病

不要忽視頻尿、解尿障礙及血尿等症狀

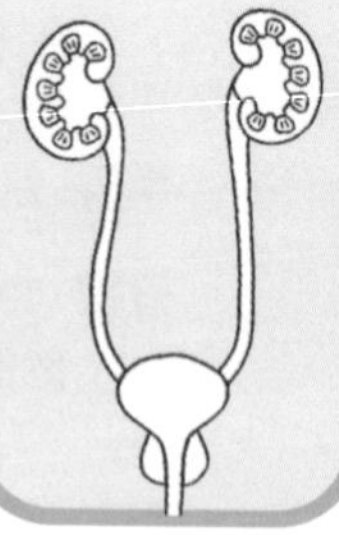

「泌尿器官」指的是左右腎臟、輸尿管、膀胱及尿道所組成的器官總稱。

這些器官中，腎臟負責維持體液平衡，是一個非常重要的角色。體內左右各有一顆腎臟，是一個看起來像蠶豆的器官，有分辨體內必須養分及不需要的東西，並且將不需要的東西以尿的形式排出體外的機能。當機能衰竭時，老舊廢物就會累積在體內，引起各式各樣的疾病。

腎臟病有很多種，**「腎臟病症候群」指的並不是單一疾病的名詞，而是尿中出現大量的蛋白質，使得血液中的蛋白質量不足的狀態。**當血液中應為最多、名為白蛋白的蛋白含量減少時，就可以觀察到尿液中出現泡沫及身體浮腫的共通症狀。

「**腎盂炎**（**腎盂腎炎**）」是大腸菌、綠膿桿菌等細菌從尿道逆流到膀胱，再從膀胱逆流到腎臟，感染腎臟組織並引起發炎的症狀，也有不少病例是從膀胱炎轉移過來的。

「腎衰竭」指的是腎臟機能降低，使得尿量減少，體內水分及電解質失衡的狀態。原因為腎小球組織（負責製造原尿）的機能低下所引起，當這個機能降低到60％以下的時候，就稱為「腎衰竭」。引發「**急性腎衰竭**」的主要原因是體液不足及血液量不足，而「**慢性腎衰竭**」則大多是由糖尿病所引起的。

「慢性腎臟病（CKD）」被稱為是新的國民病，發病的原因為生活習慣病及慢性腎炎，沒有初期的自覺症狀，當發病後，就會出現夜間頻尿、貧血及倦怠感等症狀。腎功能的指標是GFR（腎絲球過濾率）。

「**尿路結石**」指的是尿會通過的路線，如腎

盂、腎盞、輸尿管、膀胱及尿道等部位出現結石的情況。原因從和鈣質相比，草酸比較容易形成結石這邊就可以知道，結石的形成與生活習慣有很大的關係。菠菜、咖啡及可樂等食品飲料中含有葉酸。**症狀會與結石形成的位置與大小而有差異，可以觀察到背部、腹部疼痛、殘尿感及血尿。「攝護腺肥大」指的是攝護腺變大、尿道變細，會有排尿困難、頻尿及尿失禁的症狀出現。常見於50歲以上的日本人男性**（詳細請參閱第104頁）。女性常見的是膀胱炎，是一種以大腸菌為首等細菌進入到膀胱內引起炎症的疾病，導因於女性尿道較短，所以比較容易進入的緣故。

泌尿器官的構造

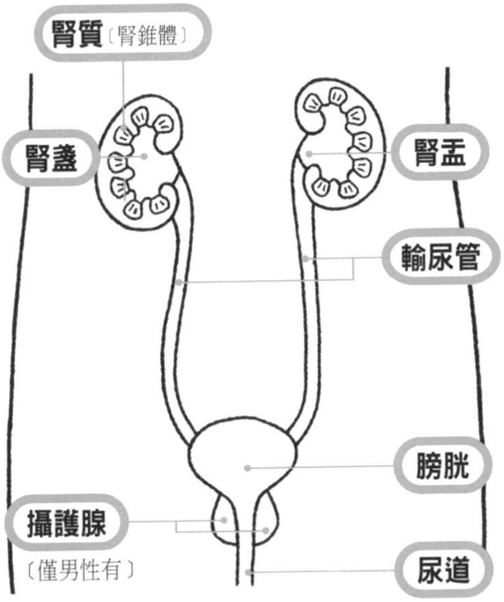

由症狀分類的泌尿器官疾病

頻尿〔排尿次數多〕
膀胱過動症、膀胱炎、子宮肌瘤、攝護腺肥大。

排尿困難
攝護腺肥大、急性腎衰竭〔無尿〕。

伴隨排尿疼痛
急性膀胱炎、輸尿管結石、尿道炎、腎盂炎。

伴隨血尿
急性腎炎、急性膀胱炎、腎臟結石、膀胱結石、尿路結石。

疼痛或是流膿〔性病〕
淋病、披衣菌感染。

54 中樞神經系統的疾病

會攻擊大腦及脊髓引起障礙

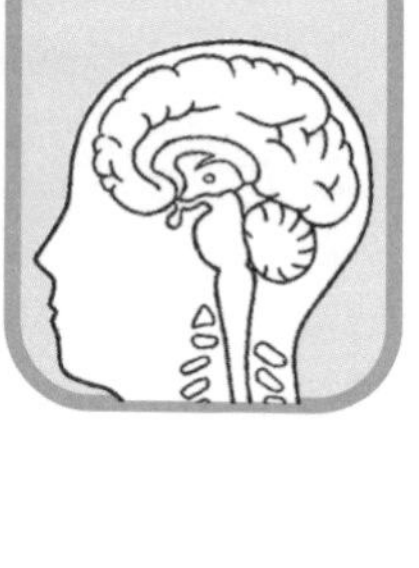

神經細胞集合在一起組成的中樞，稱為「**中樞神經系統**」，**「腦」及「脊髓」就是屬於中樞神經系統。**「腦」是由「大腦」「腦幹」及「小腦」所構成，加上「脊髓」後稱為「中樞神經系統」，因此，中樞神經系統也可以稱為「腦脊髓」。

從「腦脊髓（中樞神經）」延伸出來，像是樹枝一樣的神經纖維就是「末梢神經」，負責傳達情報。末梢神經又分為運動神經及自律神經。

「**腦中風**」是緊接在癌、心臟疾病之後的第3大死因，由腦的循環障礙所導致，會使患者陷入意識障礙，同時伴隨運動及語言的障礙。

導致腦中風的原因大致上可以分為3種，分別是「腦梗塞」「腦出血」及「蜘蛛膜下腔出血」。「腦梗塞」是腦血管堵塞，「腦出血」及「蜘蛛膜下腔出血」與腦梗塞的差異是腦部血管破裂出血。

「**腦梗塞（粥狀動脈栓塞症）**」是腦血管塞住，血液無法抵達的腦部位死亡而導致障礙的疾病。名為粉瘤的粥狀硬塊等凝固後所形成的粉瘤變成血栓引發梗塞。

「**腦出血**」是腦中的小血管斷裂或破裂，使得腦功能出現各種障礙的疾病。

「**蜘蛛膜下腔出血**」指的是覆蓋腦表面的蜘蛛膜與腦表面之間出血的狀態。

從大腦皮質往脊髓下方延伸的神經錐體外徑出現障礙的疾病就是「錐體外徑症候群」，其中具代表性的疾病為「**帕金森氏症**」。

大腦皮質上聚集了與語言、運動、感覺及情緒等有關聯的各種神經細胞。**神經傳導物質「多巴胺」**

負責調節大腦皮質的指令，讓身體得以圓滑地行動。**帕金森氏患者正因為多巴胺神經細胞壞掉，導致多巴胺減少而發病。主要有手腳發抖及肌肉僵硬等運動機能障礙的症狀。**

罹患帕金森氏症的患者中，有將近半數的人會陷入憂鬱狀態，或是併發憂鬱症。

「**憂鬱症**」的發病原因也與多巴胺的異常有關，普遍認為與帕金森氏症有相當密切的關聯性。**症狀有睡眠障礙、疲勞感、倦怠感、食慾減退、心悸及呼吸困難等，有各種不同的原因。**另外還有「**躁鬱症**」，是一種反覆亢奮期與抑鬱期的疾病。

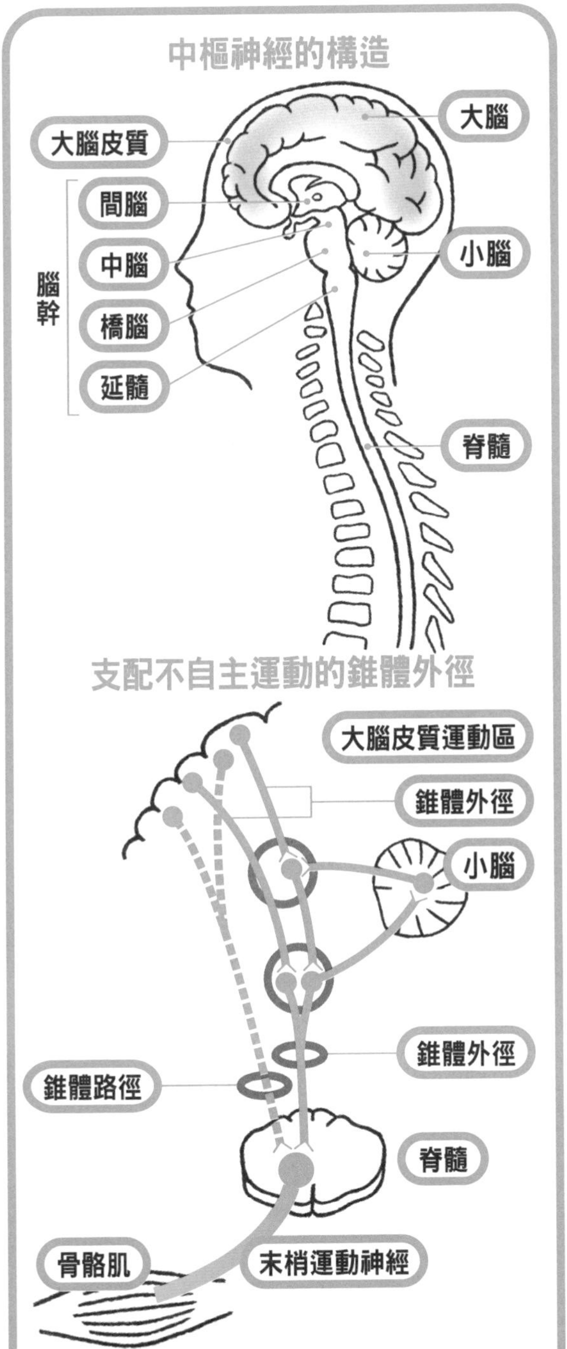

無意識調整伴隨骨骼肌所進行的錐體路徑的運動系肌肉緊繃與遲緩等運動，就是錐體外徑。

Column

今後的醫療

今後的醫療界將面臨到隨著超高齡化、都市化、農村人口等社會問題，使得慢性疾病患者增加、難以醫治的疾病治療法等堆積如山的問題。任誰都可以預想的到，對於這種社會環境，活用「ICT（資訊與通訊科技，Information and Communication Technology）」的醫療是不可或缺的。

對於生活在沒有專門醫師的地區的患者，或是生活中容易獨老的年長者來說，透過活用ICT，可以期待他們可以受到遠距離治療或照顧，藉此讓他們也能得到專業醫療及生活上的幫助。

不管是地區還是全國，無論是在哪裡或是任何人，重要的是要建立起自身的健康、醫療、照護網絡，並與醫師等人在安全的前提之下共享資料，與家庭醫師合作持續接受診斷及治療。這樣才能避免檢查及重複拿藥的問題，同時也能減輕負擔。

另外，透過活用大數據及「AI（人工智慧＝Artificial Intelligence）」的分析，即使是被認定為難以診斷及治療的疾病，也可依照個人的症狀及體質，進行迅速且正確的檢查、診斷及治療了。

陪伴在每一位因疾病痛苦的患者身邊的保險醫療系統，接下來也會變得更加重要。

作者●

志賀 貢

醫學博士

出身於北海道。

畢業於昭和大學醫學科，完成同大學醫學研究科博士課程。

以《關於腫瘤細胞的細胞週期與輻射感受性》一論文取得醫學博士資格。

現以「橫濱悠愛診所」的理事長身分，在臨床現場持續進行病理及醫學研究的同時，

為了讓患者取得最新且正確的醫學知識，出版了多數啟蒙著作。

著書以百萬銷售量的《醫師的祕密》系列（角川文庫）為開端，

《「身體與健康」博識雜學》（三笠書房）、《錯誤健康學》（每日新聞社）、

《大人的健康（新）常識》（ＰＨＰ文庫）、《知性性生活》（角川新書）、

《臨終醫師的祕密》（幻冬社）、《「生命」的奇蹟》（Impress）、

《Pokkuri往生的祕訣》（海龍社）等，至今已出版超過260冊書籍。

參考文獻

『基礎からわかる病理学』浅野重之●著［ナツメ社］

『よくわかる病理学の基本としくみ』田村浩一●著［秀和システム］

『こわいもの知らずの病理学講義』中野徹●著［晶文社］

『［あまり］病気をしない暮らし』中野徹●著［晶文社］

『解剖生理をおもしろく学ぶ』増田敦子●著［サイオ出版］

『細胞の不思議』永田和宏●著［講談社］

『ビックリするほどiPS細胞がわかる本』北条元治●著［サイエンス・アイ新書］

『がんの原因と対処法がよくわかる本』藤原大美●著［現代書林］

『「がん」はなぜできるのか』国立ガンセンター研究所●編［講談社］

『とっても気になる血液の科学』奈良信雄●著［技術評論社］

『トコトンやさしい血液の本』毛利博●編著［B&Tブックス・日刊工業新聞社］

『日本一まっとうながん検診の受け方、使い方』近藤新太郎●絵と文［日経BP社］

『あなたの健康寿命はもっとのばせる!』渡辺光博●著［日本文芸社］

『人体の全解剖図鑑』水嶋章陽●著［日本文芸社］

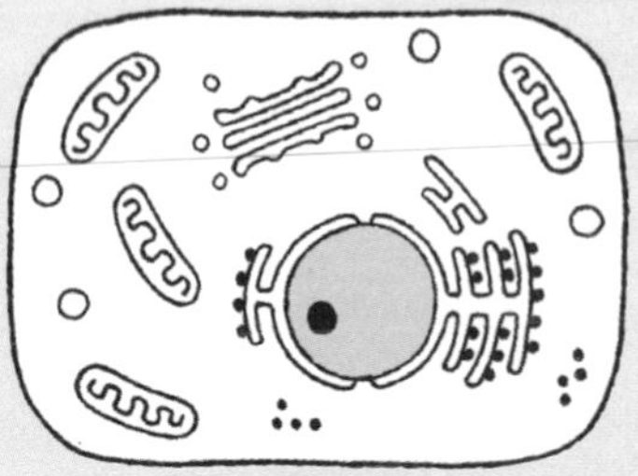

國家圖書館出版品預行編目資料

趣味病理學：探索細胞、血液、癌等疾病問題及治療方法！／志賀貢著；魏俊崎譯.
一初版. 一臺中市：晨星, 2021.08
面；公分. 一（知的！；177）

譯自：眠れなくなるほど面白い 図解 病理学の話
ISBN 978-626-7009-04-8（平裝）

1.病理學

415.1　　110009638

知的！177

趣味病理學
探索細胞、血液、癌等疾病問題及治療方法！
眠れなくなるほど面白い 図解 病理学の話

作者　志賀貢
內文插圖　わたなべじゅんじ
內文設計　KUSAKAHOUSE
譯者　魏俊崎
編輯　吳雨書
校對　吳雨書、曾盈慈
封面設計　陳語萱
美術設計　曾麗香

創辦人　陳銘民
發行所　晨星出版有限公司
407台中市西屯區工業30路1號1樓
TEL：（04）23595820
FAX：（04）23550581
http://star.morningstar.com.tw
行政院新聞局局版台業字第2500號
法律顧問　陳思成律師
初版　西元2021年8月15日　初版1刷

讀者服務專線　TEL：（02）23672044 /（04）23595819#230
讀者傳真專線　FAX：（02）23635741 /（04）23595493
讀者專用信箱　service @morningstar.com.tw
網路書店　http://www.morningstar.com.tw
郵政劃撥　15060393（知己圖書股份有限公司）
印刷　上好印刷股份有限公司

定價350元

ISBN 978-626-7009-04-8
"NEMURENAKUNARUHODO OMOSHIROI ZUKAI BYORIGAKU NO HANASHI"
supervised by Mitsugu Shiga

First published in Japan by NIHONBUNGEISHA Co., Ltd., Tokyo

This Traditional Chinese edition is published by arrangement with NIHONBUNGEISHA Co., Ltd., Tokyo in care of Tuttle-Mori Agency, Inc., Tokyo through Future View Technology Ltd., Taipei.